全球暢銷360萬本

★★★

慶功版

# 不生病的生活

## 新谷飲食法，
## 全美首席胃腸科醫師的健康秘訣

新谷弘實＋著
劉滌昭＋譯

## 隨時開始好的習慣，
## 永遠不嫌遲

# 〈中文版序〉寫給臺灣的讀者們

二〇〇五年七月初版的《不生病的生活》，在日本創下驚人的銷售量（累計超過二一〇萬本），受到讀者的熱烈回響。

許多讀者捎來他們的感想，說這本書「推翻了過去已知的健康常識」「沒想到自己過去以爲對身體有益的食物，竟然是對健康有害的」……在在讓我痛切的體認到，這些「錯誤的常識」竟然如此深的滲透在我們的生活中。

臺灣能出版《不生病的生活》，讓「正確的食物、正確的飲食習慣有多重要」的訊息，擴展到更多的地方，我感到非常高興。

聽說臺灣的氣溫和濕度都比日本高，夏季相當悶熱。我在書中也說過，不論氣候如何，「不生病」的關鍵，首先就是「喝好水」。大家千萬不要因爲暑氣難當，就大口大口地灌啤酒，而要選擇喝好的水，確實補充水分。

我衷心盼望《不生病的生活》能成爲臺灣人的健康好指南，大家都過著幸福的長壽生活。

〈推薦序〉
# 維護健康的主權，操之在己

張金堅

在當今二十一世紀醫療及科技高度發展的時代裡，面對琳瑯滿目之生物科技新產品，加上醫療之分科太細，一般民眾對於平日飲食及就醫如何做正確選擇，往往因資訊之獲得流於片段，更覺困惑。就連本人從事醫療專業多年，也深覺醫療分科過細，每位主治大夫之專業知識與經驗，均侷限於某個領域或專一器官，對於其他器官之毛病，往往只靠他科「照會」，因而造成「見樹不見林」之弊端。

其實每一位病人求診時，雖然主訴某一器官之症狀，但很可能是其他器官所造成的影響，或是長期由某些因素累積所導致，所以醫師要以病人之整體健康狀況，經通盤考量後再作綜合性研判與診療。總之，如何在症狀未產生之前做好預防保健，應是醫療從業人員及民眾都要正視之重大課題。

如何出版社的譯作《不生病的生活》原作者新谷弘實醫師，是日裔美籍內視鏡外科權威。在日接受正規醫學教育畢業後，就赴美進修，專注胃腸疾病之診療，曾是世界首例利用大腸內視鏡成功切除息肉之專家。多年來，他除了診療無數病人外，更重要的是透過其臨床觀察及自身體驗，發現了內視鏡直視下每個人的胃及大腸之影像各有不同，有如「面相」，每個人各有其「胃相」與「腸相」，而且與身體健康息息相關。同時他自創「新谷飲食健康法」，有其獨到之見解，也正是本人行醫生涯中常常思考的問題。細嚼此書，頗有同感，特此，我願意提出一些感想和看法與讀者分享，也期待讀者看了此譯作，能夠落實於日常生活中。

● 人類一定要有酵素。身體依實際需要，會在體內生成不同功能之酵素，而**新谷醫師所謂之「奇妙酵素」，就是身體依需要而形成特定酵素之前的「原型酵素」**。也就是說，我們人體雖有五千種以上酵素，但數量並不固定，而是先製造出原型酵素，然後依需要再變成特定酵素，使用在必要的部位。此理論與美國極具盛名的酵素研究專家艾德華・豪爾博士之理論相近，而新谷醫師能根據其豐富臨床的經驗，將「奇妙酵素」的觀念實際應用在如何選擇食物、如何飲水、如何養成良好的生活習慣上，才不會因觀念錯誤，或不正確之生活習慣，徒然浪費了「奇妙酵素」。這些書中都有詳細而清楚之說明，而且都是平日生活可以做得到的。

● 作者堅信**一切回歸大自然應是生活的本質**。人類是大自然的一部分，身爲大自然的一部分，要常保健康就必須按照自然的法則生活。**如果人類無視以自然法則爲依據的「生命劇本」，那麼就會落入「欲望」的桎梏之中**：有病就濫用藥；貪圖美味，就把食物精緻化，或濫加調味品，或使用不當之烹飪法；爲了生活的便利，就破壞自然環境；爲了使栽培的作物更豐收，就濫用農藥及使用不當或過多之肥料，因而使得我們平日食物中所含之奇妙酵素平白流失。再加上不正確的吃法，不好的生活習慣，使得健康的維護反而逆向操作，朝負面發展。

● 「壓力」乃是疾病之根源。在平日生活中設法降低壓力可以抑制自由基之產生，並且使腸內益菌增加，這種「好」的感覺會經由副交感神經將訊息傳達至腦的下視丘，之後大腦皮質再接收到這項資訊，而使人有幸福及快樂感，因而形成一個正向的良性循環。本人非常認同作者有關此「幸福循環」之觀念，特別是當今社會，充滿無所不在之壓力，如何愛自已、愛別人，減輕壓力，應是我們每一個人「生命劇本」中的重要內涵，也是讀者要去身體力行的。

● 最後，作者在全書的章節裡多次提及，**健康維護的主權，掌握在自己的手裡，而且就在每天生活的每一環節**，只要觀念正確，其實施行起來並不難。食物懂得正確的吃法，飲水懂得正確的喝法，生活的習慣能夠符合正確觀念，那麼您的遺傳基因即便不是挺好（畢竟是少數），也能夠克服。相信大家讀了這本書，會對自己更有信心，必可維護健康，延年益壽。

（本文作者爲臺大醫學院教授、乳癌防治基金會董事長、臺灣消化外科及外科醫學會前理事長）

〈推薦序〉
# 末期癌症生存者的印證說法

李秋涼

我家住在臺南縣沿海烏腳病盛行的地區，從小跟著罹患烏腳病的親人長大。每次聽到隔壁堂叔因病痛而哭泣哀號，小小的心靈深處，就充滿了無奈與無助的悲痛。當時心裡就埋下一個夢想，希望將來長大後，無論如何都要努力幫助人脫離病痛的苦楚。

長大後有幸到醫院上班，發現一份研究論文記載著，當時的臺灣有八〇％的癌症病人皆來自重金屬汙染地區。我家的水含砷過高，親屬中罹患烏腳病、皮膚病的很多，因癌症過世的更不在少數。僅存的親人，也大多得了癌症，幸好我們力行健康飲食，運用健康常識、正確的飲食方法，搭配良好的生活習慣、充分休養與修持、適度的運動，至今才得以喜樂過日子。我特別喜愛每天一大清早起床前，在床上輕鬆活動兩個小時（深呼吸、做吸吐動作、丹田功、愛的小動作），讓自己生活在感恩與幸福當中。

我除了是幸運的癌症生存者，還是個虔誠的天主教徒，六千多個日子以來，雖然白天導尿、晚上插管子裝尿袋，仍然忙碌於工作，與常人無異。這使我更加感謝我們的主，賜給我背起十字架的勇氣與力量。十七年來，我努力培養良好的生活習慣與作息，深以從未因感冒或癌症使用健保卡而自得。豈料本書作者新谷醫師更有過人之處，自十九歲之後，甚至往後忙碌的行醫生涯的四十五年間，竟然從未生病；診療過的三十多萬名病人，不論病情輕重，也都全數康復。他在行醫期間，從未開過死亡證明書，更特別的是，他自己就是健康飲食的身體力行者。與他相較，我的十字架又有何成就可言？

本書極力推廣「酵素」，但絕非介紹產品而是人體內自體生產的酵素。新谷醫師經過多年研究及親身體驗，發現**多吃新鮮**、**富含酵素的食物，而且只要每口咀嚼三十至五十次（不易消化的食物七十至七十五次），自然而然的，所分泌的唾液和酵素就會增加**。充分的咀嚼可抑制食欲，減少食量，也會降低耗損消化和吸收食物所用到的酵素量。而體內若維持足夠的酵素量，身體自然會形成最適當的體重。總之，這是一本與健康息息相關的著作，值得與大家分享，故而大力推薦。

最後，由衷感謝作者新谷醫師對醫學界的貢獻。書裡的每一句話，對我來說都是很珍貴的資訊。他的研究範圍甚廣，小自人類可以利用唾液的酵素吸引小狗成爲好朋友，大至對東、西方人「胃腸相」的研究，都能深入淺出，詳加介紹。可見本書非常值得您花時間閱讀，我深許此書能成爲健康教科書中必學的書籍之一。

（本文作者爲愛德園文教基金會創辦人、生機飲食推廣家）

# 目錄

PRAT 2

## 健康長壽的新谷飲食法

PRAT 3

## 好習慣能塑造健康的身體

PRAT 4

## 傾聽生命劇本，喚醒自癒力

〈前言〉

# 有方法可以讓人不生病又長壽

我擔任醫師的四十五年間，從來沒有生過病。十九歲時罹患流行性感冒，是我最後一次接受醫師治療。

我在美國和日本從事醫療工作。醫師，是一種肉體和精神都非常辛苦的工作。即使如此，我依然能夠一直保持健康，就是因爲每天都實踐著某種健康法的緣故。

我親身實踐這種健康法，實際體認到它的效果後，也開始介紹我的病人嘗試。結果，與原本就健康的我比起來，他們的效果遠在我之上。特別是接受我治療的癌症病人，充分理解這種健康法，並確實實踐之後，癌症的復發率幾乎等於零。

**一九六九年，我成爲世界首例使用大腸內視鏡，未實施開腹手術而成功**

**切除息肉的醫生**。聽起來似乎有些自賣自誇，但在當時，這確實是劃時代的成就。因爲，無需切開腹部即可摘除息肉，可以減低手術對身體的傷害。而且，我相信任何人都希望避免開腹手術。

由於這項手術，我在當時**成爲世界上唯一擁有這項技術的醫師**而炙手可熱。因爲當時包含潛在病人在內，估計單是美國，需要接受大腸檢查的人即超過一千萬人，甚至還出現了「不論花多少錢都在所不惜」的病人。

不到四十歲我就當上美國大醫院的外科胃腸內視鏡部門的主管，上午在大學醫院，下午回到自己的診所，每天從早到晚爲病人看診。

**我擔任胃腸內視鏡外科醫師以來，總共診療超過三十萬名病人的胃腸**。連我自己都不敢相信自己曾看過這麼多病人。

其中當然不乏赫赫有名的人士。例如，有一位出生於洛杉磯，從影四十多年的奧斯卡金像獎影帝，他大約每三年就會到我的診所檢查一次，他很喜歡壽司，妻子的個性相當爽朗，夫妻倆非常注重健康，據說也確實實踐我的飲食健康法。

另外還有經常爲環保生態與人權維護奔走的搖滾歌手、世界知名的時尚設計師、多位好萊塢一線紅星等，不勝枚舉。我也曾以顧問名義，對美國總統的醫師團提供建議。

日本方面，也有多位政壇首腦、國際知名企業家、職棒總教練、諾貝爾物理獎得主、演藝紅星等，各界人士都曾誇讚過我的飲食健康法。

提到這些病人的身分，並非要自誇炫耀，而是希望藉著這些人的名字，讓讀者對本書所介紹的健康法多一些關心與信心。

根據過去超過三十萬例的胃腸檢查的臨床結果，我獲得了一個結論，就是**「健康者的胃腸美麗，不健康者的胃腸醜陋」**。

**人有所謂的「面相」，我將這種胃腸內的狀態比喻為「胃相」和「腸相」**。有好的胃相和腸相的人，身心都健康；相反的，胃相和腸相不好的人，則表示身心某個方面出了問題。反過來說，健康的人胃相和腸相都好，不健康的人胃相和腸相不佳。換言之，若能保持好的胃相和腸相，就能保持健康。

**對胃相和腸相影響最大的，就是飲食和生活習慣。**因此我在診療時，曾對病人的飲食和生活習慣進行調查。由這項調查，我發現胃相和腸相好的人，與胃相和腸相不好的人，在飲食和生活習慣上分別有明顯的特徵。

本書將介紹的，就是我**在許多病人協助下，費盡千辛萬苦才完成的「健康長壽法」**。那麼，到底要怎樣才能健康長壽呢？一言以蔽之，就是在生活中不要消耗**「奇妙酵素」**（miracle enzyme）。

或許不少人對「奇妙酵素」這個陌生的名詞感到疑惑。沒錯，這是我個人創造出來的用詞。簡單的說，「奇妙酵素」就是支持人類生命運作的五千種以上「體內酵素」的原型。

**「奇妙酵素」就是支持人類生命運作的五千種以上「體內酵素」的原型。**

酵素是在生物細胞內製造產生的蛋白質觸媒的總稱，不論動物或植物，有生命的地方就一定有酵素。物質的合成、分解、輸送、排出、解毒、能量供應等，所有維持生命所必要的活動都與酵素有關。如果沒有酵素，生物就無法維持生命。當然，人類的生命也是靠許多酵素來維持的。

酵素有許多種類，因爲每一種酵素只能發揮一種功能。例如唾液中含有的消化酵素「澱粉酶」，只對碳水化合物起反應。其他脂肪或蛋白質等的消化，則分別由其他酵素來進行。

維持生命不可欠缺的酵素，由生命體在自己的細胞內生成。據說人類身體內的酵素達五千種以上，而且能以每天的食物爲材料，在體內自行製造出必要的酵素。

身體能依需要，在體內生成許多種類的酵素，但是在細胞中如何製造所需酵素？人類至今仍未解開謎團。因此，我要特別強調，我所說的「奇妙酵素」，指的是身體依需要形成特定酵素之前，可變成任何酵素的「原型酵素」。

我之所以會認爲有這種原型酵素，主要是因爲在特定部位大量消耗特定酵素時，身體其他部位會出現必要的酵素不足。舉一個簡單的例子，大量飲酒之後，肝臟大量使用分解酒精的酵素，胃腸用來消化與吸收的必要酵素就會不足。

也就是說，人體內雖然有數千種的酵素，但是數量並不固定，而是先製造出原型酵素，然後再依各個器官的需要轉變成特定的酵素，使用在有需求的各個器官上。

現在，世界各國已注意到酵素攸關健康，紛紛展開研究，但是仍有許多未解之謎。美國酵素研究的領導者艾德華．豪爾博士（Dr. Edward Howell），提出一項饒富趣味的理論，也就是生物一生中能夠製造的酵素總量是固定的。豪爾稱這種固定數量的體內酵素爲「潛在酵素」。當潛在酵素用盡時，生命體的壽命也走到盡頭。

豪爾博士的理論，與我的奇妙酵素理論相近，他的研究動向或許能夠證明奇妙酵素的存在。

不過，酵素的研究起步不久，這意味著所謂的奇妙酵素目前只是我個人的推論而已。但是**臨床上已經證實，養成能補充奇妙酵素，以及不浪費奇妙酵素的飲食和生活習慣，能夠改善胃相和腸相**。根據我過去超過三十萬例的胃腸診療病例，也可以確定這一點。

本書中敘述的健康法，還包括我根據臨床經驗所作的推論。其中有些內容與「飲食常識」或「健康法的常識」背道而馳，或許會令讀者感到驚訝，但請大家放心，書中所有內容，都曾以我自己的身體驗證，確認了安全性，而且有不少病人實踐後，在健康的維護上獲得了明顯的效果。

在醫學界推進醫師專科化的考量下，能夠診療人體所有部位的醫師越來越少了。胃腸的專科醫師僅治療胃腸；眼科醫師只治療眼睛。我擔心這種依器官分類的醫學，可能會忽略某些重要的訊息。

**人類的身體，所有部位都有關聯。例如，一顆蛀牙，都可能影響全身。**未充分咀嚼的食物會造成胃腸負擔，導致消化不良，營養無法充分吸收，身體各部位就可能發生種種問題。日本有句諺語：「大風起，桶店賺。」人類的身體也是一樣。看起來不相干的小原因，

書中所有內容，都曾以我自己的身體驗證，確認了安全性。

由於複雜的關聯，結果引起嚴重疾病的情形經常可見。

我們的健康，受到日常生活中各種行爲所影響。進食、水分補給、運動、休養、睡眠、精神狀態等，任何一環發生問題都可能影響整個身體。我認爲能夠維繫人體複雜的關聯，爲了健康生存而保持必要的恆常狀態的，就是奇妙酵素。

但是現代人的生活中，充滿了會消耗奇妙酵素的因素。菸酒等嗜好品、食品添加物、農藥、藥品、精神壓力、環境汙染、電磁波等，都是消耗奇妙酵素的要因。在這種狀況下，要維持健康，先了解自己身體的結構，抱著維護健康的明確意志非常重要。

其實這並非很困難的事。我認爲確實了解什麼會消耗奇妙酵素、如何才能補充奇妙酵素等因果關係，每天只要稍加注意，就能夠做到「**不生病地壽終正寢**」。

有這麼一句話說「豐富而短暫的人生」，我衷心希望讀者閱讀本書之後，能夠**活出豐富而長壽的人生**。

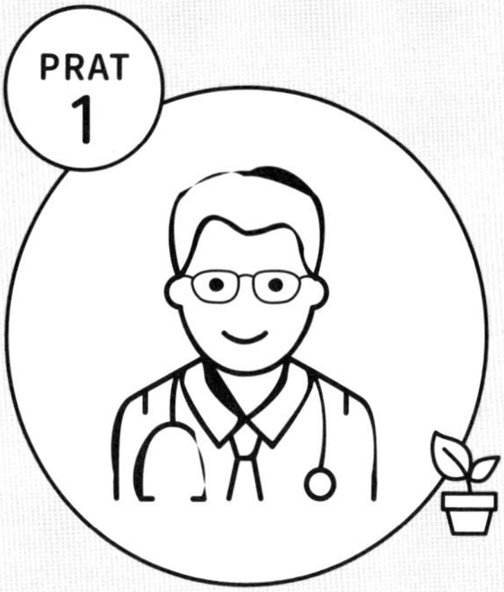


# 相信常識是危險的

## 從醫以來，我不曾出具死亡證明書

**我擔任胃腸內視鏡專科醫師超過四十年，卻從未開過死亡證明書。**

如果是不太會直接關係到性命的眼科或牙科等疾病的醫師，或許有這種可能，可是對於每天面對大腸息肉或是大腸癌等早期癌症之類重症的醫師來說，可說是相當罕見的。

爲什麼我到今天爲止沒有開過死亡證明書呢？我想這是因爲我和病人們密切配合，認眞實踐「健康生活法」的緣故。

**身爲醫師，我敢斷言：從健康的眞正意義來說，醫師不論如何努力，單純的治療是無法使病人健康的。**我認爲改善病人日常的生活習慣比手術或投藥更爲重要。

本書將介紹的「新谷飲食健康法」，能夠獲得「零癌症復發率」的臨床報告，多虧了癌症病人重視自己的健康，並充分信任我這個醫師，每天認眞實踐的結果。這本書正是爲了與讀者一同分享，到目前爲止我和病人們合作的成果而寫。

未來將是自己必須對自己的健康負起責任的時代。

過去，大家認爲疾病是由醫師和藥物來治療。病人處於被動的立場，只要按時服用醫師處方藥，默默遵從指示即可。

但在國民醫療費用不斷膨脹，已接近國家預算一半的現狀下，無庸置疑的，人人都必須具備「自己的健康由自己來維護」的意識，積極地維護健康。

「我不想生病……」

相信每個人都希望健康生活。而現在不幸罹患了某種疾病的人，一定也殷切盼望著「希望病趕快治好」。

**我將透過本書，提供讀者「不生病的生活法」**。

或許很多人會懷疑：「這不太可能吧。」但是我有信心地說：「不生病地安享天年是可能的。」

不過前提是必須先改變過去長期的飲食和生活習慣。可能有些人會猶豫不決，但不要擔心，等看完本書，相信一定都會認同。

我們經常可以看到生病的人嘆氣：「爲什麼會生這種病？」其實，疾病不是神給我們的考驗或懲罰，而是不良習慣不斷累積的結果。

## 健康長壽的方法

你健康嗎？

對於這個問題，眞正能夠回答「Yes」的人相信不多。因爲，單是沒有生病未必能稱爲健康。東方醫學中有所謂「未病」一語，顧名思義，就是指「尚未生病」。也就是指雖然看起還算健康，但離生病僅差一步的狀態。現代人中，這種「未病」的人應不在少數。

疾病不是神給我們的考驗或懲罰，而是不良習慣不斷累積的結果。

即使是自認爲健康的人，相信也有不少人爲慢性便祕或腹瀉、失眠、肩頸痠痛……所苦。這些症狀可說都是未病狀態的求救信號。如果輕忽，甚至可能演變成重大疾病。

二次大戰後，日本人的平均壽命不斷延長，更成爲世界公認的長壽國家。長壽本來就是人類共同的願望，是値得高興的事。

但是不能僅看平均壽命的數字，因爲它並不能反映人的「健康狀態」。同樣是百歲人瑞，健康生活的人和臥病在床的人都被計算在內。兩者年齡相同，但是人生的充實度並不一樣。不論活得多久，如果不健康，這種長壽人生並無意義，相信不會有人想要過著臥病在床或爲病痛所苦的長壽生活。只有**健康地活著，長壽才有意義**。

請大家想一下身邊高齡者的情形。如果你到了他的年齡，健康狀況和他一樣，你會滿意嗎？很遺憾的，幾乎每個人的答案都是「No」。

高齡階段，即使是健康的人，身體機能也會變差。不過，機能變差與罹患疾病是完全不同的。

現在，多數高齡者需要支出龐大的醫療費用。導致他們健康不佳的原因在哪裡？

健康生活的百歲人瑞與臥病在床的百歲人瑞，兩者的差異與年齡無關，而是過去百年來各自累積的生活所造成。簡單的說，**是否健康會依各人的飲食和生活習慣而異**。食物、水分的補給、有無不良嗜好、運動、睡眠、工作、壓力等，每天不斷累積，最後決定他的健康狀態。

有個重要的問題，就是掌握什麼樣的生活習慣能夠健康而長壽？

不可諱言，健康產業已成爲一個巨大市場。各種健康法氾濫，市面上有無數宣稱有極佳健康效果的營養輔助劑或健康食品。電視媒體一宣傳某種產品對身體有益，第二天馬上銷售一空。這意味著大部分的人並不了解什麼東西眞正對健康有幫助，才會一窩蜂的隨著媒體或企業的廣告起舞。

**高齡階段，即使是健康的人，身體機能也會變差。不過，機能變差與罹患疾病是完全不同的。**

## 流行健康法有許多騙局

你平常就非常注意維護與增進健康嗎？相信有不少人固定運動，或使用營養輔助劑，而且非常注重飲食內容。

我並不否定這些努力，而是建議大家先檢視一下自己的健康狀態，並評估目前所實施的健康法是否眞的有效。

因爲，一般宣稱有助健康的方法中，實際上卻有不少會危害健康。特別是與飲食有關的健康法，很多反而有危害健康之虞。

例如下面這些健康法，你是否深信而且正在實踐呢？

- 爲了胃腸健康，每天飲用優酪乳。
- 每天飲用牛奶，以防止鈣質不足。
- 因吃水果容易發胖而少吃，藉營養輔助劑來攝取維生素。
- 攝取高蛋白而低熱量的食物。

●飲用富含兒茶素的綠茶作為主要水分來源。
●為了除去自來水中殘留的氯，水要煮沸後再喝。

這些都是一般人認為對健康有益的作法。但是就我多年的胃腸內視鏡專業來看，這些都是會使胃相和腸相惡化的「錯誤健康法」。

事實上，我從沒有見過一個每天都喝優酪乳，仍能擁有良好腸相的人。**大半美國人每天都飲用大量牛奶，卻有非常多的人為骨質疏鬆症所苦**。日本人每天喝富含兒茶素的綠茶，胃相也不佳。擔任茶道老師等工作，每天大量喝茶的人，有不少人出現胃癌前驅症狀的萎縮性胃炎。

**胃相、腸相不佳的人不能稱為健康的人**。

那麼，為什麼會使胃相、腸相惡化的作法，卻被認為對健康有益而在坊間流行呢？我認為可能是大家只看到食物中某一種成分的效能吧！

以綠茶為例。

綠茶中豐富的兒茶素，確實有殺菌效果和抗氧化作用。因此而產生出多喝綠茶可以長壽，或能夠預防癌症的說法。其實我很久以前就對這種「兒茶素神話」抱持懷疑。因爲如前面提到的，有臨床資料顯示，**「有大量飲茶習慣的人多數胃相不佳」**。

茶中的兒茶素，是具有抗氧化作用的多酚的一種。但是數個兒茶素結合，就會變成名爲「丹寧」的物質。

丹寧是植物中所含的「澀味」成分，柿子的澀味就是這種丹寧物質。丹寧非常容易氧化，與熱水或空氣接觸很容易變化成「丹寧酸」。丹寧酸會使蛋白質凝固，推測就是茶中的丹寧酸對胃黏膜產生不良影響，而使胃相惡化。

事實上，常喝富含丹寧酸的茶（綠茶、紅茶、咖啡、魚腥草茶、杜仲茶等）的人，用內視鏡來觀察他們的胃部，常可發現黏膜變薄的萎縮性變化。目前已知萎縮性變化或萎縮性胃炎很容易形成胃癌。

二〇〇三年九月，三重大學的川西正和教授（衛生學）等人，在日本癌症學會中發表兒茶素會造成DNA損傷的報告，正可以證明這項理論。

茶帶來的危險還不止如此。因爲，現在市面上銷售的茶葉，栽培過程中大多使用了農藥。

考慮殘留農藥、丹寧酸以及咖啡因等影響，我並不建議用茶來取代水作爲飲料。**愛喝茶的人應使用無農藥栽培的茶葉，並避免在空腹時飲用，以減輕對胃黏膜的負擔，而且一天最好以二、三杯爲限。**

很多人會誤信上述資訊，我想是因爲現代醫學並沒有從整體來觀察人類身體之故。人體所有部位都密切關聯。**對某一個部位能發揮正面作用的成分，對整個身體未必有益**。有一句諺語「見樹不見林」，食物也是如此，僅看其中的某一種成分，並不能判斷它對身體好或不好。

## 吃肉並不能產生體力

一九七七年，美國有一項關於食物與健康的有趣報告。此報告由參議員喬治・麥高文（George S. Mcgovern）等人所發表，因而依據他的名字稱爲〈麥高文報告〉（Mcgovern Report）。

製作這份報告的背景，是因當時美國的醫療費用大幅膨脹，壓迫到國家財政。雖然醫學日新月異，但是罹患癌症、心臟病等重大疾病的人也連年增加，使美國政府所負擔的醫療經費持續擴大，終於威脅到國家財政。如果不了解美國國民的致病原因，並採取根本對策，美國政府可能因爲疾病而破產。基於此一危機感，美國參議院設立了「國民營養問題美國參院特別委員會」，並由麥高文擔任主席。

委員會成員從世界各地蒐集飲食與健康的相關資料，然後與當時最權威的醫學、營養學專家攜手研究調查疾病增加的原因。這項研究的結果，就是厚達五千頁的〈麥高文報告〉。這份報告發表後，美國國民被迫作出重大選擇。因爲，報告的結論指出，**大部分疾病的原因來自於過去「錯誤的飲食生活」**，並強調改變目前的飲食生活是讓美國人健康的唯一方法。

當時的美國，餐桌上的主食是厚厚的牛排等高蛋白質、高脂肪類食物。蛋白質是構成身體的最基本物質，可說是身體相當重要的養分。因此一般認爲攝取富含動物性蛋白質的食物，不但對運動員和發育中的年輕人非常重要，對體弱或高齡的人也有幫助。日本根深柢固的「肉類是活力來源」觀念，就是受到過去美國營養學的影響。

〈麥高文報告〉完全顚覆了當時美國人對食物的常識，並將日本元祿時代以前的食材定義爲最理想的食物。元祿時代以前的日本人以未經加工的糙米爲主食，再配上季節蔬菜或海藻類，動物性蛋白質則從海鮮類攝取。

近年來，日本食物被認爲對健康有益而廣受世界注目，也是因爲這份報告所致。

確實，所謂**不吃肉就無法使肌肉發達的說法，並不眞確**。這點由觀察自然界即可了解。

肉食動物的代表獅子，身體非常強壯，看起來有著堅韌的肌肉，但實際上，馬、鹿等草食動物的肌肉遠比獅子發達。最好的證明，就是獅子、老虎不會長距離的追捕獵物。牠們厲害的地方在於能瞬間爆發驚人的速度，持久力卻不如肌肉發達的草食動物。

**不吃肉身體很難健壯的說法，也有待商榷**。就拿大象和長頸鹿的體型來說，是獅子、老虎的好幾倍，而牠們都是草食動物。

話雖如此，大量攝取動物性蛋白質能加速人體的成長卻是不爭的事實。新一代青少年的成長速度變快，推測就是動物性蛋白質的攝取量增加所致。

但是，要注意別掉入肉食的陷阱裡了。「成長」的現象在超過某個年齡之後，就會改稱爲「老化」。也就是說，**能加速成長的肉食生活，換一種說法，就是加速老化的飲食生活**。

因此，喜歡吃肉的人要記得，這樣會破壞你的健康，加速你的老化。

**「成長」的現象在超過某個年齡之後，就會改稱為「老化」。**

## 胃相與腸相透露健康狀況

如同人類的面相有好有壞一般，胃腸的「胃相」「腸相」也有好壞之分。同樣的，**面相能顯示一個人的性格，胃相和腸相也能顯示人的健康狀況**。

健康的人胃相和腸相非常美麗。以胃部爲例，整個黏膜都是粉紅色，表面平滑，看不到黏膜下的血管。由於健康者的黏液是透明的，因此會反射內視鏡的光，看起來閃閃發亮。健康者的腸子與胃同樣，也呈現美麗的粉紅色，而且非常柔軟，可以看到大小一致的褶皺。

每個人在幼年時都有美麗的胃相和腸相，之後會因爲每天的飲食和生活習慣而逐漸改變。

不健康的人，胃的黏膜顏色斑駁，局部變紅或腫脹。如果出現萎縮性胃炎，由於胃黏膜變薄，可以看見黏膜下的血管。若胃的黏膜萎縮，部分表面細胞會增殖以塡補萎縮的部分，使得胃壁凹凸不平。嚴重到這種狀態時，距離癌症只差一步而已。不健康的腸子，腸壁的肌肉會變厚、變硬，並形成大小不等的褶皺，或是有如被橡皮圈紮住般的褶痕。

對於身體尚未出現疼痛或不適的「未病」者，即使建議他們減少肉類的攝取，以避免腸相惡化，但順從接受與實踐的人並不多。有人是因爲喜歡吃肉，最多的原因則是「眼不見爲淨」。

人們對於身體表面的變化，反應較爲敏感。例如掉髮或臉上出現皺紋時，常大驚小怪，花費不少時間、金錢來因應。但是對於眼睛看不見的胃腸內部的變化，卻認爲「只要不痛就好」，很少人加以理會，直到出現疾病才後悔莫及。眼睛看不見，就更無法理解其中變化所代表的可怕。

但是，如果像我一樣透澈了解胃腸內部狀況的話，對內部變化的重視將會超過身體表面的變化，因爲這些變化直接關係到自己的健康狀態。

**我的病人之所以會認眞的實踐新谷飲食健康法，就是因爲他們知道這攸關自己的生死。**對於面對癌症的人來說，「零癌症復發率」的健康法自然成爲第一要務。**我希望這種健康法成爲「零發病率的健康法」而非「零癌症復發率的**

**健康法」，讓尚未生病的人都來實踐。**

當然，要讓人們實踐這種健康法，必須先讓大家了解如果繼續攝取肉食，腸內會發生什麼樣的變化。

肉食破壞腸相最大的原因，是它缺乏食物纖維，同時含有大量脂肪和膽固醇。持續攝取肉食，腸壁會逐漸變硬、變厚，而且因爲缺少食物纖維，糞便的量也較少。爲了排出這樣少量的糞便，腸子必須過度的蠕動。也就是說，腸子因爲過度的蠕動，構成腸壁大部分的肌肉會因爲經常鍛鍊而增厚。結果，導致腸子變硬、變短。

腸壁變厚，內腔則變窄。變硬、變窄的腸子，內壓會增高，加上大量攝取動物性蛋白質和脂肪，使得腸子周邊的脂肪層變厚，對腸壁的壓力也加倍了。腸內的壓力提高，會將黏膜由內往外推，而出現所謂「憩室」的現象，形成袋狀的突出物。

這使得非常少量的糞便也難以在腸內前進。結果，在腸子裡累積成爲宿便。糞便常附著在腸壁上，但如果腸壁上有憩室的話，宿便會進入袋狀的凹陷處，更難排出。

累積在憩室內或褶皺之間的糞便會產生毒素，使附近細胞的基因發生變化，形成息肉。息肉繼續成長，就有可能癌症化。

腸相的惡化不僅會引起大腸癌、大腸息肉、憩室炎等各種大腸疾病，不少人還會出現子宮肌瘤、高血壓、動脈硬化、心臟病、肥胖、乳癌、攝護腺癌、糖尿病等所謂的「生活習慣病」。胃相、腸相不佳，不僅是形狀問題，更代表疾病正由身體內部向外侵蝕。

## 美國人與日本人的腸子有何不同？

一九六三年，我以外科實習醫師的身分前往美國紐約。

當時的美國，大腸檢查的主流，是將鋇注入大腸，然後照射X光的所謂

「鋇劑灌腸」方式。這種方法雖然能夠知道有沒有大型息肉，但是無法了解腸內的細部狀態。而且，要切除發現的息肉，必須實施開腹手術。開腹手術會對病人的肉體和精神造成重大負擔。而且這種檢查方法，不實際進行手術來觀察腸子內部，就無法區別息肉是良性，還是癌症。

當時已經有名爲直腸鏡的內視鏡，那是一種金屬製的筆直器材，不論多麼費勁，最多也只能看到距離肛門二十公分左右的部位。

因此我在一九六七年購買了一種日本製造的玻璃纖維食道鏡，並改用這種原本用來診斷食道的內視鏡來檢查大腸。這就是我最初使用的「大腸內視鏡」。

之後，長達一八五公分用來檢查大腸的內視鏡一問世，我便立即購買使用。當我第一次看到美國人的腸子內部時，不禁爲他們的腸相不佳感到驚訝。以肉食爲主的美國人，腸子明顯比日本人的硬而且短。不但內腔狹窄，還到處可見好像被橡皮圈紮住般的環狀凹凸，還有許多憩室形成，不少人的宿便就累積其中。

很多美國人有腸子的問題，據說當時十人中就有一人有息肉。我擔任住院醫師期間所實施的外科手術，約有三分之一是大腸息肉的切除手術。

每天為了切除一、二公分的小息肉而進行開腹手術，有很長一段時間，我一直在想：「有沒有方法能夠在切除息肉時減輕病人的負擔？」

正好，有一種在玻璃纖維的前端裝上攝影機的胃鏡（gastrocamera fiberscope）在日本完成實用化。於是我在一九六八年六月委託一家日本廠商製造了一項劃時代的裝置，那就是將金屬線圈（snare）置入胃鏡，不需開腹手術就可利用線圈電燒來切除息肉。

我多次與廠商駐紐約人員討論，經過不斷的反覆試驗，終於**在一九六九年成功完成世界首次沒有進行開腹手術，使用大腸內視鏡和線圈切除息肉的「內視鏡息肉切除術」**（Polypectomy）。

這項新技術很快被應用在胃、食道、小腸等的息肉切除手術上。我分別在一九七〇年的紐約外科學會和一九七一年的美國胃腸內視鏡學會中，報告這項使用大腸內視鏡切除息肉的病例，從此打開所謂「內視鏡外科」的新外科領域。

此後，我便以二比一的比例，在美國和日本從事醫療活動，仔細觀察了兩國國民胃相和腸相的變化。

一九六〇年代進入高成長期的日本，爲了迎頭趕上並超越美國，一切都向美國看齊。一九六一年左右起，學校的營養午餐增加供應牛奶，乳酪、優酪乳成爲日常飲食，原以蔬菜和海鮮爲主的家庭餐桌上，開始出現漢堡、牛排、炸雞等高動物性蛋白和高脂肪食物。這種趨勢一直持續到今天。

相對的，美國方面以一九七七年的〈麥高文報告〉爲契機，舉國推動飲食生活的改善。其結果很明顯的表現在兩國國民的腸相上。

原本很美麗的日本人的腸相，因爲飲食的變化而連年惡化，現在已跟常年吃肉的美國人很相似。相反的，不少美國人開始認眞思考自己的健康，避免高蛋白、高脂肪的飲食，腸相則改善許多，而且從一九九〇年起，大腸息肉和癌症的發生率也隨之降低。這可說是藉著改變飲食生活，使腸相改善的證據。

## 日本人的胃癌發生率是美國人的十倍

由於肉食生活的影響，美國人的腸相不佳，但是胃相方面，日本人卻遠不如美國人。我長期診治美國人和日本人的胃，根據我的臨床經驗，胃黏膜變薄的萎縮性胃炎病人，日本人幾乎是美國人的二十倍。而且，由於萎縮性胃炎有不少會引發癌症，因此，**日本人的胃癌發生率也高達美國人的十倍**。

現在，肥胖在美國和日本都成爲一大問題，但是在日本人身上很少見到美國人那樣的肥胖法。也就是說，日本人很少胖到美國人那種程度。這從胖子如林的日本相撲界，仍看不到身材如二百餘公斤的小錦（美裔相撲選手）那般的日本力士就可了解。

日本人無法胖到那種程度，是因爲在此之前他們的胃已經惡化而無法大量進食。換言之，美國人能胖到那種程度，可說是因爲他們的消化器官非常強壯的緣故。

我使用內視鏡診察病人胃部時，感到不可思議的是，日本人和美國人對症狀的感受方式有相當大的差異。日本人雖然沒有明顯的病症，卻有不少人訴說胃痛、不快感、火燒心等症狀。反之，美國人即使胃和食道的黏膜已嚴重受損，也少有人出現火燒心之類的症狀。

造成這種差異的主要原因之一，就是飲食中所含的維生素A的量。維生素A不僅限於胃部，還能保護眼睛、氣管等身體所有的黏膜。含有大量維生素A的就是「油」。日本的飲食雖然逐漸洋化，不過，油、奶油等乳製品以及蛋類的攝取量遠不及美國人。這些食物對整體健康並不太好，但是在保護黏膜方面仍有它的效果。

美國人胃腸強壯的另一個原因，是消化酵素的量。所謂「消化酵素」，是指能分解食物，幫助身體吸收其中養分的酵素。進食後，消化吸收的好壞就由這種消化酵素的量來決定。消化吸收是配合唾液、胃、十二指腸、胰臟、小腸的順序，分泌各種消化酵素，階段性的進行。各個器官若能分泌充分的消化酵素，消化吸收就可順利進行。但如果消化酵素的分泌量不足，就可能引起消化不良而增加器官的負擔。

大多數日本人胃黏膜的狀態不差，卻容易感覺到胃痛、胃脹等症狀，推測就是因爲消化酵素的量本來就比美國人少的緣故。

日本人在胃不舒服時，通常會立刻服用胃藥。美國人則很少使用胃藥。美國人經常服用的是消化酵素的補充劑。日本市面上買不到這種酵素，而是由醫師視情況開立處方。在美國，消化酵素是非常普遍的營養輔助劑，在健康食品店都可輕易買到，即使每天服用，一個月也僅需二十美元（約臺幣七百元）左右。

實際上，胃不舒服時立即服用抑制胃酸的藥物，只會加速胃的惡化。最近在日本非常流行的，治療消化性潰瘍的兩種胃藥「H2-blocker」（第二型抗組織胺抑制劑）和「proton pump inhibitor」（PPI，氫離子幫浦阻斷劑），因爲抑制胃酸的效果顯著而非常暢銷。但是以藥物來抑制胃酸，反而會使胃黏膜萎縮。如前面所

**胃不舒服時立即服用抑制胃酸的藥物，只會加速胃的惡化。**

述，胃黏膜繼續萎縮的話，可能發展成胃癌。

因此，覺得胃痛或胃脹的人，最好向醫師詳述自己的身體狀況，再請醫師配合症狀處方酵素補充劑。現在，在日本已可以買到進口的補充劑，因此不妨妥善的活用酵素補充劑，來取代一般市售的制酸劑、阻斷劑一類的胃藥，透過適當地補充消化酵素，來改善胃的狀況。

**透過適當地補充消化酵素，來改善胃的狀況。**

## 越吃胃藥越傷胃

人類的身體有兩個部位受到強酸保護而得以發揮正常的功能。一個是「胃」，另一個是女性的「陰道」。這兩個部位的強酸pH值都達到一．五至三。分泌如此強的酸，主要原因之一就是爲了殺死黴菌。

入浴、性交都會使黴菌進入女性的陰道。爲了殺死這些黴菌，乳酸菌在陰道中製造出強酸。

另一方面，黴菌也會隨著各種食物進入胃中。據說每一餐進入胃部的黴菌達三千億至四千億個。如此龐大數量的黴菌，大部分會被胃液中的強酸殺死。

也就是說，這兩個部位爲了殺死從外部侵入的黴菌而分泌強酸。如果利用藥物抑制保護身體所必要的胃酸，那麼自由通過胃部的黴菌中若含有毒性較強的細菌，就可能引發腹瀉或各種疾病。

胃藥對身體的傷害還不只於此。胃酸的分泌受到抑制，那麼能使消化酵素活性化的胃蛋白酶或鹽酸就會不足而造成消化不良。而且，如果沒有充分的胃酸，會阻礙鐵、鈣、鎂等礦物質的吸收。接受胃潰瘍或胃癌手術的人一定會發生貧血現象，就是因爲胃部被切除而無法再分泌胃酸之故。（編按：半胃或全胃切除後，缺乏胃酸不僅使得腸道容易滋生細菌，也無法正常代謝食物中的蛋白質，並且會影響營養素的吸收和破壞維生素B群、維生素C、泛酸、菸鹼酸及葉酸，而引起貧血和骨骼易斷碎等現象。）

其次，抑制胃酸會破壞胃裡細菌的平衡，導致免疫力降低。人類的腸子裡棲息著大約三百種以上，合計多達一百兆個腸內細菌，其中包括比菲德氏菌、嗜酸乳桿菌等所謂的「益菌」，同時也含有產氣莢膜桿菌之類的壞菌。而且腸內的細菌以非益菌也非壞菌的中間菌居多，當益菌增加，它們就變成益菌，反之，當壞菌增加，它們就變成壞菌。因此，益菌與壞菌的平衡決定了腸內環境的好壞。

胃酸分泌不足就無法活化消化酵素，食物在未完全消化便進入腸內。本來應該在腸內被消化吸收的食物，變成未消化物殘留在腸內。人類腸內的溫度接近三十七℃，相當於盛夏的氣溫。食物的殘渣在這種環境裡當然會腐敗、異常發酵，結果使得害菌大量繁殖，人體免疫力於是降低。加上缺乏胃酸的情況下，在胃裡沒被殺死的黴菌進入腸內，這樣身體不變壞才怪。

由此可知，**胃藥吃得越多，越傷害身體**。

那麼，該怎麼辦才好呢？答案很簡單。只要避免發生讓人想吃胃藥的火燒心或胃脹等症狀就好。如果知道引起火燒心和胃脹的原因，只要稍加留意就可以防止了。

火燒心是因爲胃酸逆流至食道所造成的。原本食道就爲鹼性，是酸性較弱的部位。當胃酸向上逆流至食道時，一般人會無意識的呑嚥口水，將胃酸沖流入胃裡。但是因爲暴飮暴食、消化不良等，逆流的胃酸過多時，唾液無法將胃酸完全沖掉，食道就會出現糜爛狀的傷口。胃酸再度逆流時，傷口就有如被酒精燒灼般，產生伴有疼痛或不適感的「火燒心」症狀。服用藥物之後，燒灼的感覺會立即消失，就是因爲逆流的胃酸受到抑制的緣故。

所以，要防止火燒心，只要避免胃酸逆流即可。首先，切勿暴飮暴食，並減少菸、酒、咖啡等。還有一點非常重要，就是**盡量在就寢前的四、五個小時用完晚餐，睡覺時讓胃保持淨空狀態**。

胃黏膜上頭有稱爲「絨毛」的小突起物，就是由此分泌胃酸，如果長期服用抑制胃酸的胃藥，絨毛的功能就會降低，並逐漸變短。這就是胃黏膜萎縮。黏膜萎縮持續惡化，胃黏膜變薄就容易引發炎症，之後轉變爲萎縮性胃炎。發生萎縮性胃炎的胃部，因爲胃酸的分泌較少，容易成爲胃幽門螺旋桿菌或雜菌的溫床，使得黏膜的發炎症狀更加惡化，最後導致癌症。

日本胃癌病人中，已確認有九〇%感染胃幽門螺旋桿菌。胃幽門螺旋桿菌會侵入受胃酸保護的胃部黏液或黏膜細胞中，因此在正常分泌胃酸的人當中也有感染者。而且，胃幽門螺旋桿菌能經口感染，感染率隨著年齡的增加而提高，五十歲以上的日本人，胃幽門螺旋桿菌的感染率高達六〇至七〇%。

胃幽門螺旋桿菌未必與胃癌有直接關聯，但爲了防止胃幽門螺旋桿菌的增殖，最好還是盡量避免服用含有制酸劑的胃藥。

## 藥基本上都是「毒」

我們常視吃藥爲家常便飯。在此，我希望大家記住一點，所有的藥物基本上都有害健康。有些人排斥化學藥品，以爲中藥沒有副作用，不會危害身體，其實這也是錯誤的觀念。不論是中藥或西藥，對身體而言都是毒，這是不爭的事實。

我在十九歲罹患流行性感冒之後就沒再生過病，因此也幾乎沒再吃過藥。數十年來不吃藥，菸酒不沾，也不吃含有農藥或食品添加物的食物，所以即使是少量的藥物，身體都會敏感地反應。例如喝了加有化學調味料的味噌湯，脈搏數就會增加二十左右，而且顏面馬上充血，即使只喝一杯咖啡，血壓也會上升一〇～二〇毫米汞柱。

像我這樣對少量藥物也會產生反應的人，過去被稱爲「藥物過敏症」，但我認爲正好相反。人類的身體，本來就應該是這樣的。許多人吸菸喝酒，經常飲用咖啡、紅茶等，日常都是吃喝摻有食品添加物或化學調味料的食品，結果形成對藥物有抗藥性，對刺激的感覺也變得遲鈍。

但我是醫生，必須視需要爲病人處方藥物。醫生有

**不論是中藥或西藥，**
**對身體而言都是毒，**
**這是不爭的事實。**

責任選擇盡可能降低身體負擔的藥物，因此我曾利用自己的身體對藥物非常敏感這一點，在處方新藥之前，先自行服用處方量的四分之一或八分之一，進行人體試驗，以確認藥物對身體會產生何種反應。

當然，在美國，關於藥物的副作用都有詳細的記載。但自己不嘗試一下，很難了解真實狀況。實際試驗之後，也經常發現說明書上沒有的反應。因此我會對病人說明自己的體驗和官方公布的副作用，在獲得病人同意之後才處方藥物。

但一次痛不欲生的試藥體驗，讓我自此不再以自己的身體試驗藥物了。這個藥就是「威而剛」。

當時，我原本打算像平時那樣將五十毫克的藥丸分成四分之一來服用。但是威而剛非常堅硬，很難切開，我就用手指沾了一些散落的藥屑，用舌頭舔了舔，藥量應該不到一顆藥丸的七分之一。但是之後的痛苦難以形容，回想起來真慶幸當時沒有服下更多的量。

服藥後只經過十分鐘左右就開始出現變化。身體最初的反應是鼻塞，正覺得呼吸困難時，接著臉上開始腫脹發熱。之後，呼吸越來越困難，好像要窒息般。那時候，強烈的痛苦和不安讓我不禁在心裡祈禱著：「千萬別讓我死掉。」

這件事使我了解到，**越快出現效果的藥，毒性越強**。藉此希望大家記住，在選用藥物時，效果強烈、具速效性的藥，對身體的傷害也更加厲害。

胃腸藥也有不少意想不到的副作用。例如，男性如果經常服用治療消化性潰瘍的藥，或是「H2-blocker」系列胃藥，可能會造成勃起障礙（俗稱陽萎）。更有資料顯示，即使沒有勃起障礙，精子的數目也會大幅減少。日益嚴重的男性不孕症，就與服用各種強效性制酸劑有關。

喜歡逛醫院拿藥的人，相信有很多人不知道自己吃的是什麼藥，或是不清楚藥的效果和副作用。但是不論任何藥，都會對身體造成某種負擔，因此一定要確實了解吃藥的風險。

**效果強烈、具速效性的藥，對身體的傷害也更加厲害。**

## 臨床試驗不能反映真實狀況

我之所以會特別注意胃相和腸相，是因爲它們的好壞不單顯示胃、腸的問題而已，更能正確反應當事人的健康狀態。現在，我只要透過內視鏡觀察胃腸，不但能掌握一個人的健康狀態和生活習慣，有時甚至能預測他們的壽命。

健康出現問題的人，從他的胃相和腸相一定可以看出端倪。例如乳癌病人的腸子，大多有憩室或宿便問題，腸相不佳。一般人常認爲乳癌和腸子應該沒有關係，但實際上兩者有密切的關聯。

癌症是可怕的疾病，因此醫學界一直在探索癌症的發病原因。但疾病經常是非單一原因所引起的，癌症或其他疾病都是如此。食物、飲水、嗜好品、藥物、運動、壓力、生活環境等，生活周遭的一切事物，全部錯綜複雜的交互影響，最後導致生病。

近年來，由於醫學分類日趨精細，只針對發病的部位來對症下藥的治療方式經常可見。例如，病人主訴火燒心時，醫師就判斷是「胃酸過多」而處方抑制胃酸的藥物。

確實，抑制胃酸的分泌後，火燒心的症狀很快就會消失。但是如前面所述，抑制胃酸卻會對身體其他部位造成傷害。

我認爲**「胃酸過多」的想法根本就是錯誤的**。實際上，胃酸並不會分泌過多。胃酸是爲了維持身體的健康而分泌，若無視於身體的結構而服用抑制胃酸的藥物，可能危害性命。

人類的身體是建構於極爲精密的構造與平衡之上，這種精密的構造與平衡是從單細胞生物的微小生命開始，經過漫長的時間一點一點地進化而成。人體由大約六十兆個細胞所組成，每個細胞各自發揮作用。因此，思考人類的健康時，有必要從細胞層次來考慮「什麼對維持健康最爲重要？」

人體細胞會不斷的代謝，代謝時間依部位而有所不同，短則數日，較長者可能達數年之久。製造新細胞的，就是每天攝取的食物和水分，所以當然可以說食物和水質左右人的健康了。而胃腸則是接受食物的主要器官。

如果食物和水質不佳，首先受害的就是胃腸。之後，被消化吸收的不良成分則由血管運送至全身細胞。儘管養分來源不佳，細胞也無法選擇，只能接受血管運來的材料製造新細胞。於是，飲食的品質就會反映在全身上下。

當我發現胃相和腸相能反映全身的健康狀態後，決定對病人的飲食和生活習慣進行調查。這是爲了不拘泥於過去的常識，直接由臨床結果來了解，什麼樣的飲食和生活習慣對身體所造成的好壞影響。人體發生的狀況，常與實驗所產生的反應不同，因此要了解眞實狀況，只有直接詢問身體。

## 健康關鍵在「酵素」的量

調查的結果加上蒐集的各種臨床資料，我發現其中隱藏了一個關鍵，那就是「酵素」（＝酶）。

所謂酵素，以科學的說法，即「生物細胞內製造出來的蛋白質觸媒的總稱」。簡單的說，就是能使生物進行生存所需之所有行爲的物質。

**不論動物或植物，凡是有生命的地方就有酵素**。例如植物的種籽發芽，也是酵素的作用。芽發育成葉子，再長成大樹幹的過程，酵素都不斷發揮作用。人類的生命活動也是靠無數酵素才得以進行。當然，消化吸收、細胞的新陳代謝、將侵入體內的毒素分解等，也都是酵素的作用。因此，**酵素的量與活性度，對健康狀態有極大的影響**。

在人體內活動的酵素超過五千種以上，但並非全部都在體內製造而得，其中有一部分是隨著食物由外部進入體內。在體內製造的酵素當中，由腸內細菌製造的就高達大約三千種。

**胃相、腸相佳的人，共同點是大量攝取富含酵素的新鮮食物**。這類食物不僅能從外部將酵素帶入體內，還有助於建立較佳的腸內環境，使製造酵素的腸內細菌能發揮更大的功能。

**相對的，胃相、腸相不佳的人，共同點是生活習慣都會大量消耗酵素**。經常吸菸喝酒、暴飲暴食、飲食中含有食品添加物、處在壓力大的生活環境、使用藥物等，都是會大量消耗酵素的行爲。另外，不良的飲食內容會在腸內製造出毒素，或是曝露在紫外線、放射線、電磁波之下，在在都會製造出大量的自由基（活性氧就是一種自由基，會破壞體內的正常細胞，導致疾病和老化），爲了消除體內的自由基就必須大量消耗酵素。

由此可以了解，爲了維護健康，除了採取可增加體內酵素的飲食生活外，還得改變容易消耗體內酵素的生活習慣。這也正是我所提倡的「新谷飲食健康法」的骨幹。

現今，酵素已成爲影響健康的關鍵要素，備受世界矚目，相關研究也積極進行中，但是仍有許多待解之謎。

美國最權威的酵素研究專家豪爾博士認爲，生物一生中能製造的酵素總量

**經常吸菸喝酒、暴飲暴食、飲食中含有食品添加物、處在壓力大的生活環境、使用藥物等，都是會大量消耗酵素的行為。**

有一定的數值，他稱這種一定數量的酵素爲「潛在酵素」。當潛在酵素使用殆盡時，生命體的壽命也到達盡頭。

這項理論是否正確，仍有待未來的研究證實，但**體內酵素的量掌握著生命體的命運**卻是肯定的。如果體內的酵素豐富，生命的能量和免疫力都相對提高。換言之，能不能抑制體內酵素的消耗，保持在充足的狀態，可以決定健康與否。

目前，只有生命體能夠製造酵素。雖然現在已能製作發酵食物之類含有大量酵素的食物，但是眞正製造出酵素的是細菌等微生物。也就是說，即使在適當的環境下，也無法以人工合成的方式製造酵素。

新谷飲食健康法重視「食」的原因就在於此。如前面所述，攝取富含酵素的食物，可改善腸內環境，幫助腸內細菌製造酵素。若眞如豪爾博士所說，生物一生能製造的酵素量是一定的，那麼對於生活在充滿壓力和環境汙染，容易大量消耗酵素的現代人而言，能有效率的攝取與活用自體之外的生命體所製造的酵素，將成爲延續生命的重要關鍵。

## 「奇妙酵素」＝自癒力

人類生命活動中所必需的酵素合計超過五千種。爲什麼會有這麼多種類呢？原因是每一種酵素只有一種功能而已。

例如，雖然同爲消化酵素，唾液中所含的澱粉酶只對澱粉反應，胃液中所含的胃蛋白酶則僅對蛋白質反應。

由此來思考，會產生一個問題，就是盡可能利用食物和腸內細菌來補充酵素，是否就能夠確實獲得必要的酵素？

事實上，即使攝取富含酵素的食物，身體也未必能直接吸收酵素，並在人體內發揮作用。例如蘿蔔、山藥中含有的酵素，能在口或胃等消化器官中作用，但也僅限於少部分食物而已。大部分食物的酵素都會在消化過程中被分解成胜肽或胺基酸，然後被腸子吸收。

或許有人會認爲，不能直接以酵素的形態吸收，不就沒有意義了嗎？其實不然。我所蒐集的臨床資料顯示，飲食中含有豐富酵素的人，明顯的擁有較爲充足的體內酵素。

那麼，這些人的體內會產生什麼樣的現象呢？以下是我的推論。我根據臨床資料，推測飲食中若含有豐富的酵素，體內將會產生「原型酵素」。在本書中，我稱它爲「奇妙酵素」。

我認爲體內可能存在著各種酵素的「原型」，主要的根據是我發現一個事實，就是當某個特定部位消耗了大量特定酵素後，身體其他部位就會缺乏必要的酵素。舉個容易了解的例子，在大量飲酒後，肝臟會大量消耗分解酒精的酵素，胃腸用來消化和吸收的酵素就會不足。

根據這一點，我推測酵素雖然有數千種，但每一種酵素的數量並不一定，而是在體內先製造出酵素的原型，再依需要轉變成酵素，使用在必要的部位。

**生命體的所有活動都與酵素有關。使用頭腦來思考、活動手指、呼吸與心跳等，都要靠酵素發揮作用。**

生命體的所有活動都與酵素有關。使用頭腦來思考、活動手指、呼吸與心跳等，都要靠酵素發揮作用。若各式各樣的酵素都要製造成完成品，這樣效率就太差了。相信人類身體的結構應該是非常合理，不會有無謂的浪費。

這種想法如果正確，那麼當某個部位消耗大量酵素時，另一方面，維持身體恆常性、負責細胞的修復，以及維持神經系統、荷爾蒙系統、免疫系統運作的酵素就會不足。

我相信有奇妙酵素存在的另一個原因是，經常飲酒、吸菸、使用藥物的話，就會對菸、酒、藥物產生抵抗力。

以喝酒爲例，胃腸吸收的酒精集中至肝臟，由分解酒精的酵素來分解。此時，肝臟就會使用多種酵素來解毒。酒精的分解速度因人而異，分解速度較快的人，是因爲肝臟有較多分解酒精的酵素的緣故。這種人常被稱爲「酒量好」。相對的，「酒量差」的人則是酒精分解酵素較少的人。

不過，原本酒量不好的人，持續訓練可以提升酒量。這是因爲肝臟頻繁消耗分解酒精的酵素，身體產生變化，使肝臟能夠使用更多的酒精分解酵素。

由此可知，酵素的量會依需求而改變。能夠如此，推測就是因爲體內具備了「奇妙酵素」，能夠變成任何酵素的緣故。

果眞如此的話，攝取富含酵素的食物，就可在體內儲存「奇妙酵素」，然後依人體各個部位的需要來使用。

所謂「奇妙酵素」，目前仍只是一種推論，但是根據我曾經觀察和治療三十多萬人的胃腸，加上所蒐集的臨床資料，都足以證明此項推論。

## 抗癌劑不能治癒癌症

前面提到不論任何藥物，都是會傷害身體的「毒」，最主要的原因就是它會大量消耗奇妙酵素。**各種藥物中，尤其以「抗癌劑」對奇妙酵素的破壞力最大。**

現在的醫學，實施癌症手術之後，即使完全沒有轉移，也常爲了預防而使用抗癌劑，幾乎已成爲一種慣例。

但是我認爲抗癌劑是毒性最強的藥物，因此除非必要盡量不用。像是，即使在大腸外側的淋巴腺發現癌細胞，我也不開抗癌劑處方。**我採取的治療法**是，首先切除被癌細胞侵襲的部分。除去了肉眼可見的癌細胞後，再排除病人罹患癌症的可能原因。第一當然是**戒掉吸菸**、**喝酒的習慣**，然後**建議病人四、五年間完全停止攝取肉類**、**牛奶**、**乳製品**。除了要求病人實踐減少肉食的新谷飲食健康法外，在精神方面也鼓勵病人**每天都要抱著幸福感度過**。藉這種方法提高病人的免疫力**以防止癌症復發**，就是我的治療方式。

執掌免疫力、生命力，以及幫助細胞修復、再生的，正是各式各樣的酵素。免疫防禦循環能否順利運作，取決於體內有多少能夠轉變成各種酵素的奇妙酵素。

抗癌劑爲什麼具有「劇毒」？原因是它進入體內後會釋放出大量的「自由基／活性氧」。抗癌劑藉著製造大量毒性強烈的活性氧，來殺死全身的癌細胞。但活性氧不僅會殺死癌細胞，不少正常細胞也會被殺死。所謂「以毒制毒」，醫師使用抗癌劑的用意大概在此。不過，抗癌劑同時也可能成爲致癌劑。

人類的身體不論何時都能保持恆常性。因此，當體內出現大量毒性強烈的自由基時，身體爲了全力中和危害極大的活性氧，體內的奇妙酵素就會變成解毒用酵素。

現實中，也有人利用抗癌劑克服了癌症。但這些人大多爲年齡較輕，原本就擁有大量奇妙酵素的人。奇妙酵素會隨著年齡的增長而減少。雖然是因人而有所不同，但一般而言，年齡較輕的人使用抗癌劑治療成功的機率較高，推測是因爲即使抗癌劑消耗了奇妙酵素，體內仍擁有足夠的奇妙酵素，能夠很快從傷害中恢復。

抗癌劑的副作用主要有食欲不振、噁心、掉髮等，推測這些症狀都是因爲大量的奇妙酵素被用在解毒上，而導致各部位酵素不足所致。

抗癌劑在解毒上所消耗的奇妙酵素，數量非常龐大。消化酵素不足會降低食欲，代謝酵素不足會使細胞的新陳代謝停滯，胃和腸子的黏膜剝落則引發噁心，脫皮、指甲斷裂、掉髮等也是代謝酵素不足所引起。或許程度上有所不同，但藥進入體內後常發生相同的狀況。

藥無法根本治療疾病。藥物的主要目的是爲了抑制強烈疼痛、出血等必須立即解決的症狀。我也會對胃潰瘍引起的出血和疼痛，處方H2-blocker之類的制酸劑。但期間最長不超過二、三個星期。在使用藥物止痛的期間，同時也消除潰瘍的致病因。造成胃潰瘍的原因各式各樣，包括飲食的量、質、時間、壓力等，如果不排除這些原因，不論吃多少藥都沒有效果。就算以藥物暫時控制病情，看起來好像已經治癒，未來還是會復發。

**要根本治癒疾病，必須靠時間的累積**。例如排除致病原因，將胃潰瘍治癒後，爲了避免復發，**養成規律的飲食和生活習慣非常重要**。

奇妙酵素無法無止盡的製造。正確的飲食和不浪費酵素的生活習慣，才能製造出這種生命之源的珍貴能量。**如何抑制奇妙酵素的消耗，是治癒疾病、健康長壽的祕訣**。

## 相信飲食常識可能危害性命

由「酵素」的觀點來檢討過去的常識，可以發現以前「爲了身體、爲了健康」而採取的很多作法，違反了身體的結構，例如醫院爲住院病人準備的伙食就是其中之一。

有住院經驗的人大概都知道，醫院常讓住院病人吃稀飯。特別是剛接受完內臟手術的病人，「爲了減輕胃腸的負擔」，飲食通常先供應稀飯。看起來似乎是爲身體著想，其實是犯了大錯。

我對剛接受完胃部手術的病人，一開始就供應一般飲食。爲什麼一般飲食比稀飯好？只要了解酵素的作用即可明白。

一般飲食的好處，是需要充分「咀嚼」。咀嚼可

**我對剛接受完胃部手術的病人，一開始就供應一般飲食。好處是需要充分「咀嚼」，而咀嚼可以促進唾液的分泌。**

以促進唾液的分泌。**唾液中含有消化酵素，藉著咀嚼，酵素與食物混合，可順利分解食物，幫助消化與吸收**。

稀飯呈糊狀，無需費力咀嚼即可吞嚥，由於未混合充分酵素，因此不易消化，反而是需要咀嚼的一般飲食消化良好，形成了十分諷刺的結果。

我有時在胃部手術的三天之後，就提供病人壽司，但會叮嚀病人：「每一口要咀嚼七十次。」不限於病人，對一般人而言，充分咀嚼也可幫助消化吸收，特別是沒有胃腸毛病的人，最好平常就養成咀嚼三十至五十次的習慣。

醫院供餐經常可見的另一個錯誤是「牛奶」。牛奶所含的主要養分有蛋白質、脂肪、糖分、鈣、維生素。由於富含人們普遍缺乏的鈣質，因此非常受歡迎。

但事實上，**說牛奶是最不易消化的食物絕不爲過**。牛奶呈液體狀，不少人在口渴時用它取代飲用水攝取，這是很大的錯誤。

牛奶所含的蛋白質，其中八成爲酪蛋白，進入胃中後立即凝固，非常不易消化。而且，市售的牛奶成分都經過均質化。均質化是指爲了使剛擠出的牛奶的脂肪成分均等化而進行攪拌。在攪拌時，空氣會混入牛奶，使脂肪成分變成過氧化脂質。

**過氧化脂質顧名思義，就是「氧化過度的脂肪」。更簡單地說，即「生鏽的脂肪」**。這與活性氧同樣，對身體有非常不利的影響。

這種生鏽的牛奶，會再以一〇〇℃以上的高溫來殺菌。酵素不耐熱，在四八~一一五℃之間就會死亡。也就是說，市售的牛奶不但未含有重要的酵素，而且脂肪氧化成爲過氧化物，蛋白質也因高溫而變質，在某種意義上，變成非常不好的食物。

若用市售的牛奶取代母牛的牛乳來餵小牛，據說小牛四、五天就會死亡。所以，未含酵素的食物是無法維持生命的。

**不限於病人，對一般人而言，充分咀嚼也可幫助消化吸收，特別是沒有胃腸毛病的人，最好平常就養成咀嚼三十至五十次的習慣。**

## 飲用過多牛奶反而容易骨質疏鬆

最初讓我明白市售的牛奶對身體不好的，是緣於三十五年前診治一位親戚的兩名小孩。這兩個小孩都是在美國出生、成長，出生後六、七個月就罹患過敏性皮膚炎。小孩的母親向家庭醫師求診，但不論如何治療，病情都不見明顯改善。到了三、四歲時，開始出現嚴重腹瀉，並帶有血便。驚慌失措的母親來找我診治，我立即使用內視鏡檢查，診斷出小孩爲初期潰瘍性大腸炎。

潰瘍性大腸炎多半與飲食內容有關，因此我先調查兩名小孩平時攝取的食物，發現他們的發病期正好都是接受醫師指導停授母奶，改餵牛奶的時候。

當下我立即指示停止牛奶及乳製品的攝取。結果如預期的，血便、腹瀉，甚至過敏都很快痊癒了。

之後我在調查病人的飲食過程時，增列了牛奶和乳製品的攝取量，正是因爲這次的經驗。這些臨床資料顯示，牛奶和乳製品造成過敏體質的可能性非常高。這與最近過敏性研究發現妊娠中的母親飲用牛奶，小孩容易出現過敏的研究結果一致。

日本罹患過敏和花粉症的病人數快速增加，估計每五人就有一人受此症所苦。過敏症病人數遽增的原因有各種說法，但我認爲最主要的原因是，自一九六〇年初起學校營養午餐中增加供應牛奶所致。

含有豐富過氧化脂質的牛奶，會增加壞菌，造成腸內環境惡化，破壞腸內細菌的平衡。結果使腸內產生活性氧、硫化氫、阿摩尼亞等毒素。這些毒素經過什麼樣的過程，會引發什麼樣的疾病，目前仍在研究中，但已有不少研究論文指出，牛奶不但會導致各種過敏，也是使小孩發生白血病、糖尿病等嚴重疾病的原因。這些論文在網路上都可找到，讀者不妨親自上網確認。

如上述般，牛奶對健康可能造成種種傷害，但人們對它最大的誤解，莫過於認爲牛奶有助於預防骨質疏鬆症。

體內鈣質會隨著年齡增長而減少，因此經常有人建議多喝牛奶，以補充鈣質，預防骨質疏鬆症。這是很大的錯誤。因爲，**飲用過多牛奶反而會導致骨質**

**疏鬆症**。

有人說牛奶的鈣質比小魚等其他食物所含的鈣質容易吸收，這也有些錯誤。

人類血液中的鈣濃度，經常保持在九至十毫克（每一〇〇cc）。但喝了牛奶之後，血液中的鈣濃度會快速上升。看起來似乎可以吸收到較多的鈣質，但是這種「血中鈣濃度的上升」卻可能帶來悲劇。當血液中的鈣濃度快速上升，身體爲了保持恆常性，將血液中的鈣濃度恢復至通常值，會將血液中的多餘鈣質經由腎臟排至尿中。也就是說，爲了取得鈣質而喝牛奶，反而會減少體內的鈣質量，帶來諷刺性的結果。每天大量飲用牛奶的世界四大酪農國：美國、瑞典、丹麥、芬蘭，羅患股關節骨折和骨質疏鬆症比率較高或許就是這個緣故。

相對的，日本自古以來就以小魚、海藻等作爲鈣質來源，才不致於因快速吸收造成血中鈣濃度上升。而且，日本在尚未養成飲用牛奶習慣的時代，骨質

**每天大量飲用牛奶的世界四大酪農國：美國、瑞典、丹麥、芬蘭，羅患股關節骨折和骨質疏鬆症比率較高。**

疏鬆症並不常見。現今也未曾聽說過，沒有喝牛奶習慣或不喜歡牛奶的人較容易罹患骨質疏鬆症的說法。小蝦、小魚、海藻類都是在腸內被消化後，身體再吸收所需的鈣質和礦物質，是比較適合身體構造的食物。

## 「優酪乳神話」有待商榷

「裏海優格」「蘆薈優格」等各種優酪乳產品大肆宣傳健康效果，在日本掀起旋風。但我認爲，「每天喝優酪乳對腸子有益」的說法是騙人的。

持續食用優酪乳的人常說：「胃腸變好」「便祕改善」「腰圍縮小」。而且，他們都相信這些效果是拜優酪乳所含的「乳酸菌」所賜。

「拜乳酸菌所賜」這種說法有一些奇怪。人類的腸子裡本來就存在著乳酸菌，這種原本就有的細菌稱爲「常在菌」。人類的身體具備了對抗外來細菌或病毒的安全防禦系統，即使是對身體有益的乳酸菌，若非常在菌，也會被這種防禦系統殺死。

身體的防禦系統首先發揮作用的是「胃酸」。優酪乳的乳酸菌一進入胃裡，幾乎都會被胃酸殺死。因此最近市面上出現了特別經過改良，以「能夠到達腸中的乳酸菌」為賣點的優酪乳。但是，就算乳酸菌能夠到達腸子，真的能夠跟常在菌對抗嗎？或許在實驗過程中已確認乳酸菌可以活著到達腸子，但實際的胃腸畢竟與實驗室不同。

我對這種「優酪乳」感到疑問，是因爲**在臨床現場，經常食用優酪乳的人腸相未必較佳**。所以我認爲，優酪乳所含的乳酸菌即使能活著到達腸子，也無法發揮改善腸內菌種平衡的作用。

那麼，爲什麼很多人覺得優酪乳有「效果」呢？推測原因之一是分解「乳糖」的酵素不足。乳糖是乳製品中含有的糖分，分解乳糖的酵素「乳糖酶」會隨著年齡的增長而減少。在某種意義上，這是理所當然的。因爲，所謂「乳」是嬰兒喝的，而非成人的食物。換言之，乳糖酶原本就不是成人需要的酵素。

優酪乳中含有大量乳糖。因此，食用優酪乳後，乳糖因爲乳糖酶不足，無法完全消化，結果引起消化不良，不少人發生輕微腹瀉。這種輕微腹瀉使原來留在腸內的宿便排出，因而產生「乳酸菌治好便祕」的錯覺。

**經常食用優酪乳，會使腸相逐漸惡化。根據三十多萬例的臨床結果，我很有自信的這樣說。**如果你經常食用優酪乳，糞便和排氣應該都會有強烈的氣味。這就是腸內環境惡化的證據，因爲，臭味表示腸內產生了毒素。

所以，不論企業如何宣傳其產品多麼優良，具有何種健康效果，實際上有不少產品不利身體健康。

如本書開頭所述，未來將是自己的健康必須由自己來維護的時代。不能盲目聽信他人提出的資訊，而必須用自己的身體來確認，並仔細觀察眞實情況。所謂用自己的身體來確認，並不是指單純的試吃或嘗試性實施。因爲這樣可能會如前面優酪乳的例子般，產生「便祕改善，因此對身體有益」的錯覺。

用自己的身體來確認，是指確實選擇與實踐，並請可信賴的醫師定期診斷「腸相」和「胃相」，以了解客觀的結果。如果讀者實踐本書所介紹的新谷飲食健康法，亦可找其他醫師診察，務必在實踐前後接受內視鏡檢查。相信一定可以實際體會胃相與腸相的明顯變化。

爲了**擁抱健康而長壽的人生**，千萬不要受外界的傳聞所左右，**傾聽來自自己身體內部的聲音，非常重要。**

PRAT
2

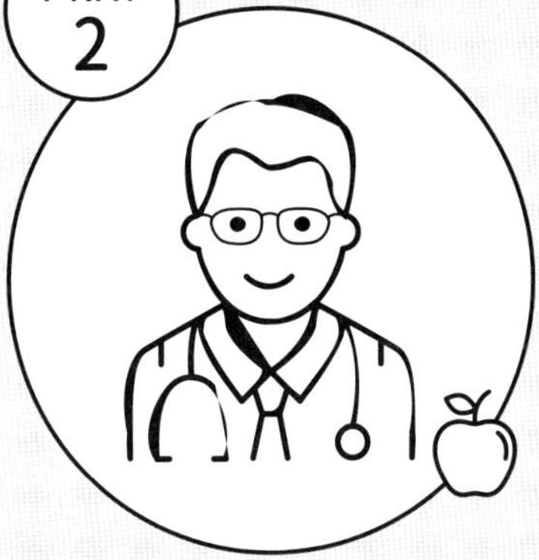

# 健康長壽的新谷飲食法

## 你的健康由你吃的食物來決定

你是以什麼基準，來選擇每天的食物？

英語有一句格言：「You are what you eat.」直譯就是：「你吃的東西決定你的身體。」我們的身體靠每天的飲食供應養分，因此身體是健康或罹病都是日常飲食累積所致。

一九九六年，日本厚生勞動省決定將癌症、心臟病、肝病、糖尿病、腦血管疾病、高血壓、高血脂等被稱為「成人病」的疾病，正名為「生活習慣病」。這是因為〈麥高文報告〉研究了飲食與疾病的關係，並從中了解到這些疾病與年齡無關，主要是由生活習慣所引起。

富裕的今日，我們的生活周遭充滿了各式各樣的食物。每天在這麼多的食物中如何選擇，將決定一個人的健康狀態。如果想要健康而長壽，絕不可以依食物好吃與否或自己的好惡來選擇食物。

西洋醫學的診察方式，幾乎不會詢問病人過去的飲食習慣。如潰瘍性大腸炎、克隆氏症（Crohn's disease）、膠原病（Collagen disease）、白血病等，會被視爲「原因不明的難治之症」，我認爲關鍵就在於此。**如果飲食習慣與疾病關係的研究繼續進步，相信「原因不明」的疾病一定能明顯減少。**

不論任何人，如果從年輕時起就習慣吸菸、喝酒，以肉食爲主，很少吃蔬菜、水果，並且大量攝取牛奶、優酪乳、奶油等乳製品，到了六十歲左右，一定會出現生活習慣病。例如，遺傳性動脈血管較弱的人就會形成高血壓、動脈硬化、心臟病等；胰臟較弱的人則可能出現糖尿病；女性的話，可能會有子宮肌瘤、卵巢囊腫、乳腺症等，而且容易惡化成癌症；男性方面，若攝護腺肥大可能形成攝護腺癌，有時還會發生肺癌、大腸息肉、變形性關節炎……會出現什麼樣的疾

**年輕時起就習慣吸菸、喝酒，以肉食為主，很少吃蔬菜、水果，並且大量攝取牛奶、優酪乳、奶油等乳製品，到了六十歲左右，一定會出現生活習慣病。**

病，依每個人的遺傳基因和生活環境而有所不同，很難預料，但是會引發某種疾病是可以確定的。

我以胃鏡和大腸鏡診察病人的胃相、腸相大約兩年後，便開始詢問病人的飲食習慣，其中最先進行詳細調查的就是癌症病人。

一般人在健康檢查或看病時，也可能被問及生活習慣，但絕大多數都將重點放在「現在」，其實這沒有太大的意義。要知道發病的原因，有必要先了解病人的飲食習慣，亦即在多長的時間中以何種頻率攝取了什麼食物。或許有不少病人記憶不全或草率應答，但如果醫師耐心詢問，相信可以了解很多事情。例如現在同樣每天喝一杯牛奶的人，是出生後立即攝取奶粉，還是成年之後才養成喝牛奶的習慣，會造成不同的結果。

**調查癌症病人的飲食習慣，可以發現大多數人都習慣攝取大量葷食，如肉、魚、蛋、牛奶等動物性食物**。而且，越年輕發病的人，通常也越早開始頻繁而且大量的攝取動物性食物（特別是肉類和乳製品）。乳癌、大腸癌、攝護腺癌、肺癌、肝癌、胃癌等，雖然引發的癌症種類不同，但這種傾向卻是共通的。

不論罹患任何癌症，幾乎沒有例外，病人的腸相都不佳。因此，我認爲身體某個部位出現癌症的病人，很可能也伴有大腸息肉，甚至大腸癌，建議務必接受大腸鏡檢查。

我提倡大腸鏡檢查，也爲不少癌症病人做檢查，結果正如前面所預料的。臨床結果顯示，特別是罹患乳癌的女性和罹患攝護腺癌的男性，出現大腸異常的比例相當高。由於這項結果，使得乳癌和攝護腺癌的病人接受大腸檢查已非常普遍。

讀者中如果有人罹患這些癌症，最好盡早接受大腸鏡檢查。

飲食所引起的癌症，並不會立即發病。過去長時間的飲食習慣，會不斷的在體內累積。因此不能因爲眼前沒有發生症狀就掉以輕心。所謂「持續就是力量」，**千萬不可輕忽，「持續」不論在好的方面或壞的方面，都能形成可觀的力量。**

## 新谷飲食健康法能防止癌症復發

異常細胞增殖，使組織成爲塊狀，稱爲「腫瘤」。其中，不會浸潤或轉移，也不會無止境成長的稱爲「良性腫瘤」，反之則爲「惡性腫瘤」。這種「惡性腫瘤」就是所謂的「癌」，再冠以最初發現腫瘤的器官或部位，例如「大腸癌」「肺癌」「肝癌」「乳癌」等，即成爲癌症的名稱。

被診斷爲癌症時，首先最令人擔心的莫過於是否「轉移」。因爲常聽到人家說，如果癌細胞轉移，外科手術很難完全切除病灶，癌症就更難治癒了。

轉移是指在最初發現癌症之外的部位也出現癌細胞。轉移的方式，一般的說法是癌細胞被淋巴腺或血管運送至其他器官，然後在該器官增殖。但我的看法有些不同。我並不認爲最初在某個部位形成的癌細胞，會在增殖的過程中像火花般「飛濺」到其他器官。

通常，腫瘤要成長到直徑一公分左右才會被發現。腫瘤是由一個癌細胞增殖而成，僅僅一公分大的腫瘤，組成的細胞就高達數億個。

因此，要增殖到這種程度，絕非短時間能夠達成。癌症是一種生活習慣病，在發現某個部位形成癌症時，可能全身已生滿尚未形成腫瘤的癌細胞。眼睛看不見癌細胞就以爲沒有癌症，是非常危險的。

日常生活中在體內累積的「毒素」，如同附著在細胞上的定時炸彈。這無數的炸彈，哪一個會最先爆炸，依每個人的遺傳基因、生活環境等而有不同。例如每天吃含有食品添加物或農藥的人，大概會由職掌解毒功能的肝臟細胞率先引爆。吃飯不定時，經常喝茶或服用胃藥的人，可能胃部首先發生問題。不過，即使是生活型態相同的人，最先爆炸的部位也可能因爲遺傳基因不同而有所差異。也就是說，**癌症不是僅有某一部位遭到侵襲的「局部性疾病」，而是整個身體都被侵襲的「全身性疾病」**。

所以，看起來好像是癌細胞向身體其他部位「轉移」，其實是分布全身的炸彈不定時的相繼爆炸。

由此來思考，會產生一個疑問，即包含淋巴腺和血管在內，現今大範圍的將原發病灶切除的一般手術治療法是否正確？

有人認爲如果僅切除原發病灶，而忽略癌細胞的轉移，轉移的癌細胞會快速成長而危及生命。但若由癌症是全身性疾病的角度來思考，這可說是理所當然的事。因爲，原本生命力已經下降的肉體，再切除器官、淋巴腺和血管，當然會使身體的免疫機能大幅降低。

因此對於大腸癌，我不會爲了防止肉眼看不見的癌細胞向淋巴腺轉移而大範圍的切除腸繫膜。因爲我認爲，切除淋巴腺對身體的傷害，要大於癌細胞留在體內。

現在的醫學認爲不切除癌細胞就無法自然痊癒，這也與我的看法不同。人類原本就具有很強的免疫力和自癒力，我的病人儘管淋巴腺中仍殘留了少數癌細胞，但是藉著飲食療法使得癌症未再復發，保持著身體健康，就是最好的例子。

依照新谷飲食健康法來改善飲食，可大量補充生命能量之源的「奇妙酵素」，同時改正過去容易消耗奇妙酵素的生活習慣，更可使效果倍增。**我認爲**

**好的飲食和作息可有效補足奇妙酵素的量，提高身體原本的免疫力，藉著活化的免疫細胞發揮功能，就能抑制癌症的發生。**

不過，這種健康法也有極限。如果癌症已惡化至末期，不論如何改善飲食和生活習慣，或提升免疫力，都很難完全恢復身體的機能。因為這時身體的奇妙酵素已幾乎消耗殆盡。

我的臨床病例中，即使是大腸內徑的一半至三分之二被癌細胞侵襲的病人，接受切除原發病灶的手術之後，實踐正確的飲食生活，服用能使「奇妙酵素」發揮高效率的營養輔助劑，雖未使用抗癌劑，依然能夠恢復健康，未發生轉移或復發。

我的病人最初大多是為了檢查是否有疾病而來，因此我很少診治重度的癌症病人，即使如此，在手術之後實踐新谷飲食健康法的病人，沒有一個人出現復發或轉移，應是值得注意的資料。我的病人也沒有任何人在治療過程中死亡，因此我從未開具「死亡證明書」。身為醫師，這是令我感到自豪的事。

## 多吃新鮮富含酵素的食物

我從小就有一項特殊的本事，就是不論任何種類的狗，很快就能和牠們玩在一塊兒。說來其實很簡單，只要在自己的手掌上吐些唾液，讓牠們舔就可以了。這樣的話，不管是什麼樣的狗都能很快成爲好朋友。

我小時候家裡就有養狗，知道牠們喜歡舔人的嘴巴。我曾思考爲什麼會如此，後來發現是因爲牠們喜歡唾液的緣故。於是我用先前所說的方法，果然不論什麼狗都會高興的搖著尾巴。我利用這個方法和鄰近的狗一隻接一隻地成爲朋友，當時我還只是個小學生，並不知道狗爲什麼會喜歡唾液。

直到成爲醫生，並注意到酵素之後，才解開這個謎底。

「原來如此！狗是想要唾液裡頭的酵素。」

之後我從這個角度進行各種觀察，發現所有的動物都需要酵素。

**獅子等肉食動物捕捉到獵物時，一定從「內臟」開始吃，原因是內臟正是**

**酵素的寶庫**。跟愛斯基摩人一樣，住在幾乎寸草不生的寒帶地區的人，捕捉到海豹等動物時，也是先吃內臟。兔子會吃自己第一次排出的較柔軟的糞便，也是爲了從未完全消化的食餌中再吸收酵素。

近年來，**寵物的疾病快速增加。可以想像，主要原因就出在寵物飼料**。寵物飼料雖號稱含有寵物生存所需的均衡養分，但這種根據現代營養學製造而成的飼料卻忽略了酵素。

即使熱量和維他命、礦物質、蛋白質、脂質等養分充足，但若是缺乏酵素，也很難維持生物的生命。不過很重要的一點是，酵素不耐熱，在四八～一一五℃時就會死亡。寵物飼料不論罐頭或乾燥食物，在加工過程中必定都經過加熱殺菌。換言之，酵素在寵物飼料的製造過程中幾乎完全消滅了。

**本來野生動物就不可能吃加熱的食物**。我推測未來寵物罹患的疾病中會有不少屬於生活習慣病。

這種寵物飼料的問題，同樣可能發生在人類的飲食上。

現在的營養學以「卡路里」和「營養素」爲中心。所謂「控制卡路里的攝取，考量營養的均衡」，正是現代營養學的重點。

每天所需的卡路里，成年男性約二千大卡，女性則是大約一千六百大卡，依營養的特徵分成四個食物群，必須均衡的攝取。這四個食物群分別爲：

●第一群：包括乳製品和蛋類、優良蛋白質、脂肪、鈣質、維生素A和$B_2$等，是使營養更完善的食物。

●第二群：涵蓋肉類、魚類、豆類和以這些爲原料製成的產品，含有優良蛋白質、脂肪、維生素$B_1$和$B_2$、鈣質等，是製造肌肉和血液的食物。

●第三群：以蔬菜和水果爲主，含有維生素類、礦物質、纖維等，是調整身體狀態的食物。

●第四群：穀類、砂糖、油脂等，包含醣類、脂肪、蛋白質等，是體溫與力量的來源。

但不論哪一群都看不到「酵素」兩字。

確實，食物中所含有的酵素的量很難估計。不但每個人體內酵素的量因人而異，個別食物中所含有的酵素也有很大的不同。以一顆蘋果爲例，生長的環境、採收後經過多少時間等，都會使蘋果中所含的酵素量出現很大的差異。

**我提倡的飲食法，基本上是將富含酵素的食物定義爲好的食物，酵素較少或不含酵素的食物爲不良食物**。因此，最好的食物就是在含有豐富礦物質的肥沃土地上，未使用化學肥料或農藥所栽培出來的作物，而且收成之後必須趁鮮立即食用。

不論蔬菜、水果、肉類或魚類，越新鮮酵素的含量越多。我們吃新鮮的食物會感到可口，就是因爲含有豐富酵素的緣故。

不過人類與其他動物不同，食材會經過煮、烤、油炸等烹調方式之後再食用。然而酵素不耐熱，越加熱就越容易使酵素消失。但也不能因爲這樣，所有的食材就全部生食。

有鑑於此，下面將要詳細敘述的，**食材的選擇、調理方式以及食用方法就非常重要了**。

**吃新鮮的食物會感到可口，就是因為含有豐富酵素的緣故。**

## 吃氧化過度的食物，身體會生鏽

新鮮食物對身體有益，除了含有豐富的酵素之外，未經「氧化」也是主要原因。

氧化是指物質與氧結合，較容易了解的說法就是「生鏽」。食物不是金屬，或許有人對這種說法感到疑惑，但事實上，日常生活中經常可以見到「生鏽」的食物。

例如，炸食物的油會逐漸變黑，削皮的蘋果或馬鈴薯經過一段時間後會變成褐色，都是「氧化」（即生鏽）的結果。這是受到空氣中的氧所影響。氧化是物質與氧結合的現象，過期的食物可說就是「氧化過度的食物」。

這種**氧化後的食物進入體內，就會產生自由基，而且是製造出活性氧的主要原因**。

已知自由基會破壞細胞內的基因、成爲致癌因素等，對健康造成各種傷害。大眾媒體經常報導相關消息，相信很多人已經有所了解。目前最受歡迎的健康法，大多將焦點集中在如何對抗這個萬惡之源的自由基。

紅酒、可可被認爲對身體有益，就是因爲含有抗氧化物質的多酚，大豆製品中所含的異黃酮素之所以受到注目，也因爲它是抗氧化物質。人類爲什麼會如此恐懼自由基？原因就在於自由基具有強大的氧化力（使物質生鏽的力量），而且是普通氧的數十倍。

自由基雖然大多被視爲有害物質，但是它也能消滅進入生物體內的病毒、細菌、黴菌，防止傳染病侵襲，對身體具有重要的功用。不過，若自由基超過一定數量，就會破壞正常細胞的細胞膜或DNA而危害到身體。

我們的身體具備了屬於抗氧化物質的酵素，在自由基過度增加時，會發揮中和自由基的功能。最具代表性的就是名爲「超氧化物歧化酶」（Superoxide

**自由基超過一定數量，就會破壞正常細胞的細胞膜或DNA而危害到身體。**

Dismutase, SOD）的酵素。但是過了四十歲以後，ＳＯＤ會急速減少。四十歲過後生活習慣病增加，可能就是因爲這種酵素減少的緣故。

身體原本具備的ＳＯＤ隨著年齡而減少時，與增加的自由基戰鬥的就是「奇妙酵素」。如果奇妙酵素豐富，它可以依需要扮演各種酵素的功能，中和自由基。但是如果奇妙酵素不足，就無法阻止自由基破壞身體了。

也就是說，吃了氧化的食物後，會在體內產生大量自由基。氧化的食物內已失去了酵素，即使仍殘留有酵素，數量也非常少，身體無法製造出充分的奇妙酵素。結果，形成無法中和自由基，並出現疾病的惡性循環。

相對的，若能經常攝取大量新鮮且富含酵素的食物，不但體內很難產生大量自由基，也可以防止消耗體內的奇妙酵素，形成生命能量逐漸提高的良性循環。

攝取的食物能決定一個人的健康，這話絕對不誇張。

**攝取的食物能決定一個人的健康。**

## 人造奶油是最不利健康的油脂

最容易氧化的食物，就是「油（脂）」。

油大量含於自然界各種植物的種籽內。稻米也是「種籽」，因此糙米中也含有豐富的植物油。我們一般說的「油」，是指從這些植物種籽搾出來的油。例如菜籽油、橄欖油、麻油、棉籽油、玉米油、葡萄籽油等各種食用油，都是以人工抽取出其中的油分。

以前一般採用的「壓搾法」，是使用機械等施加壓力，將油搾出來的原始方法。現在已很少使用壓搾法，因為這種方法需要時間和勞力，並且會造成許多浪費，而且在搾取的階段不經過加熱，比使用其他方法搾取的油來得容易變質。

現在一般市售的油大多使用「溶劑萃取法」，也就是在原材料中加入名為己烷的化學溶劑使它形成糊狀，再經加熱溶解出油分，最後在高壓、高溫之下使溶劑蒸發後萃取而得。這種方法損失較少，而且經過加熱，不容易變質，但是以這種方法萃取得到的油會產生對身體非常不好的成分「反式脂肪酸」。換言之，雖然不容易腐敗，卻含有會傷害身體的成分。

反式脂肪酸不存在於自然界中，有報告指出，它不僅會增加有害膽固醇，減少好膽固醇，並成爲癌症、高血壓、心臟疾病等的致病原因，對健康帶來各種傷害。

因此歐美各國對於食物中所含的反式脂肪酸量定出上限，超出上限即禁止出售。但很遺憾的，日本尙無類似的基準。

含有反式脂肪酸最多的就是人造奶油。**很多人以爲人造奶油的原料爲植物性油脂，而非動物性脂肪，不會有膽固醇，而且對身體有益，這是很嚴重的錯誤。**實際上，人造奶油是最不利健康的油。**我在指導病人飲食方法時，甚至建議大家：「如果家裡有人造奶油，請馬上丟棄。」**

植物油中含有豐富的不飽和脂肪酸，因此在常溫下呈液體狀。動物性脂肪則因爲含有大量飽和脂肪酸，在常溫下會凝結成固體狀。

人造奶油是植物油，但卻是固體狀。

爲什麼人造奶油在常溫下會凝固呢？原因是添加了氫，以人工方式使不飽和脂肪酸變成飽和脂肪酸。人造奶油的原材料植物油，就是使用溶劑萃取法抽出，含有反式脂肪酸的油。但刻意以人工方式加入氫，使不飽和脂肪酸變成脂肪酸，可說是最不好的油。

與人造奶油同樣含有大量反式脂肪酸的油是酥油（代奶油）。一般家庭幾乎不會使用酥油來烹飪，但是市售的點心、零食類，以及速食店的炸薯條等則會大量使用酥油。零食、炸薯條等不益身體健康的原因之一，就是使用這種反式脂肪酸。

**反式脂肪酸不存在於自然界中，有報告指出，它不僅會增加有害膽固醇，減少好膽固醇，並成為癌症、高血壓、心臟疾病等的致病原因，對健康帶來各種傷害。**

# 我們的體質不適合油膩食物

德川家康喜愛炸蝦的故事在日本家喻戶曉。其實，日本原本並沒有使用油來調理食物的習慣。據說「油炸」的烹調方式是在安土桃山時代（西元一五七〇年左右～一六〇三年）傳入日本。當時，油是貴重物品，一般老百姓很難吃到。到了江戶時代（一六〇三～一八六七年）後期，油炸食物才進入日本人的日常生活中。也就是說，日本人在距今一五〇～二〇〇年前才開始食用含油的食物。

相對的，希臘、義大利等臨地中海的國家，自古以來就大量栽培和利用橄欖樹，因此從很久以前就開始使用橄欖油來調理食物，據說此歷史可以回溯到六千年前。

推測這種飲食文化的差異，已融入基因「消化油脂」的系統中。油是由胰臟來分解消化；我的臨床資料顯示，日本人的胰臟機能比自古以來就食用含油食物的國家弱。

日本人常可見到因胃部周邊疼痛來求診的，但經過內視鏡檢查卻未發現胃炎、胃潰瘍或十二指腸潰瘍的情形。這些人再進行血液檢查後，卻發現澱粉酶的數值過高，顯示胰臟異常。再詢問飲食習慣，其中有不少人愛吃油炸食物，而且非常頻繁食用。

但是同樣愛吃含油食物的歐美人，卻很少發生胰臟的問題。也就是說，日本人消化油脂的能力不如歐美人。

如果每週吃二、三次含油食物，曾感覺上腹部疼痛的話，很可能發生了胰臟炎，最好盡早接受胰臟檢查。尤其是以爲用植物性油脂取代動物性脂肪就沒有問題，而經常使用植物油來油炸或烹調食物的人更需注意。即使是植物油，頻繁攝取對身體終究不好。

**喜愛油炸食物而非吃不可的人，不妨減少食用的次數。**每個月最好控制在一次左右。

我幾乎不吃油炸的食物，就算偶爾吃一次，也會剝掉外層的麵衣，盡可能避免攝取油分。若有人認為這樣太無趣，我建議減少食用的量，並充分咀嚼。**多咀嚼可以使唾液與食物混合，某種程度的中和反式脂肪酸**。當然啦，這樣並不能完全中和反式脂肪酸，而且要記住，油炸食物會消耗自己體內的酵素。

用油烹調的食物，很快就會氧化。特別是油炸食物，放置一段時間後就會變得像一塊過氧化脂肪。**油本來就對身體不好，烹調之後放置一段時間的油炸食物則絕對不可再吃**。

## 必需脂肪酸的最佳攝取法

油的主要成分「脂肪酸」，大略可分為「飽和脂肪酸」和「不飽和脂肪酸」兩類。不飽和脂肪酸就是「好的脂肪酸」，是維持心臟、循環器官、腦、皮膚等的功能必要的養分。不飽和脂肪酸中，有些無法在體內生成，必須從食物中取得，這稱爲「必需脂肪酸」，例如亞油酸、亞麻油酸、二十碳四烯酸（花生四烯酸）等。

以前，美國人爲了取得必需脂肪酸，曾流行每天喝一茶匙橄欖油。但之後有研究報告指出，每天喝橄欖油容易引發卵巢癌，才使這股熱潮退燒。

其實，這些不飽和脂肪酸很容易氧化。即使是壓搾製成的橄欖油，也不建議飲食以人工手法製成的油。

若要獲得不飽和脂肪酸，魚類中所含的不飽和脂肪酸最爲穩定。

特別是沙丁魚、秋刀魚、鯖魚、鮪魚等「青背魚」類中含有豐富的「DHA」（二十二碳六烯酸）、「EPA」（二十碳五烯酸）等優良的不飽和脂肪酸。「DHA」和「EPA」能夠促進腦部功能，曾因富含於鮪魚眼睛後方的脂肪中而蔚爲話題。

即使不刻意喝橄欖油，食用保持天然形態的食物，透過攝取食物中所含的脂肪，也可以獲得必要的不飽和脂肪酸。

**不論哪一種油，與空氣接觸，很快即開始氧化。因此，最好盡可能避免使**

**用油來烹調食物**。

但一般而言，使用油來調理食物比較容易吸收食物中的維生素A。因此調理羊棲菜（鹿尾菜）等富含維生素A的食材時，仍建議使用油。因爲維生素A爲脂溶性，容易在油中溶解，與油一起食用可提高維生素A的攝取量。

確實，維生素A是脂溶性營養素。但是只要用點小技巧，食物中即使不添加人工榨取的油，仍然可以充分吸收維生素A。原因是只需非常少量的油脂即可吸收脂溶性的維生素A，所以，就算不用油烹調，只要同時食用少量大豆、胡麻等含有脂質的食物，也能充分吸收。

也就是說，無需添加人工壓榨或萃取的油，只要**食用保持天然形態，並含有脂質的食物，同樣可充分獲得人類必要的油脂**。

所謂保持天然形態，是指直接食用穀物、豆類、堅果或植物的種籽等食

**直接食用穀物、豆類、堅果或植物的種籽等食物。這是最安全，而且最健康的油脂攝取方式。**

物。這是最安全，而且最健康的油脂攝取方式。

## 市售的牛奶是「生鏽的脂肪」

與油同樣容易氧化的，是市售的牛奶。

加工之前的生乳中確實含有不少有益健康的成分。例如分解乳糖（屬於碳水化合物）的酵素、分解脂肪酶（脂肪的一種）的酵素、分解蛋白酶（蛋白質的一種）的酵素等各種酵素。另外還有已知具有抗氧化作用、抗炎症作用、抗病毒作用、免疫調節作用等效果的乳鐵蛋白。

但是**市售的牛奶中，這些有益健康的成分都在加工過程中完全消失了**。

市售牛奶的製作過程大致如下：首先從乳牛的乳頭擠出乳汁裝在桶子內，接著將各農家收集來的生乳集中在大桶中進行攪拌，使它均質化。需要均質的，是生乳中所含的脂肪粒。

生乳中含有大約四％的脂肪，其中大部分是稱爲「脂肪球」的小顆粒。脂肪球顆粒越大越容易浮起，若將生乳放置一段時間，脂肪成分就會浮現成爲奶油層。我小時候曾經喝過的瓶裝牛奶，打開厚紙做的蓋子，蓋子內側就附著了一層白色的奶油狀脂肪。這是牛奶未經過均質化手續，在運送的過程中，因顛簸震動，脂肪球浮起而形成的。

爲了防止這種脂肪層，現在使用名爲均質器的機械，將脂肪球攪碎。這樣製造出來的牛奶即稱爲「均質化牛奶」。

但是均質化的過程卻會使生乳中所含的乳脂肪與氧結合，變化成「過氧化脂肪」。顧名思義，也就是過度氧化的脂肪。換一種說法，即「嚴重生鏽的脂肪」。氧化的脂肪對身體健康不利，如前面所述般，就是油的問題。

到此牛奶的加工過程尚未結束。經過均質化的牛奶，爲了防止各種雜菌繁殖，還必須加熱殺菌。牛奶的殺菌方法大致可分爲以下四種：

●低溫長時間殺菌法（LTLT）——以六二～六五℃的溫度加熱三十分鐘

來殺菌。一般稱爲「低溫殺菌法」。

- 高溫長時間殺菌法（HTLT）——以七〇℃以上的溫度加熱十五分鐘以上來殺菌。
- 高溫短時間殺菌法（HTST）——以七二℃以上的溫度加熱十五秒以上來殺菌。這是全世界最普及的殺菌法。
- 超高溫殺菌法（UHT）——以一二〇～一三〇℃加熱二秒鐘（或以一五〇℃加熱一秒鐘）來殺菌。

全世界普遍以高溫短時間殺菌法爲主流，日本則以超高溫殺菌法爲主。前面多次提到，酵素不耐熱，四八℃以上就會被破壞，一一五℃就會完全消滅。因此不論時間多麼短，**達到一三〇℃高溫的瞬間，酵素幾乎完全消失。**

而且，超高溫會使過氧化脂肪的量激增。另外，蛋白質質變也是個問題。長時間煮蛋，蛋黃會破碎，牛奶的蛋白質會發生相同的變化。不耐熱的乳鐵蛋白也會消失。

由此可知，市售的牛奶已成爲破壞健康的食物。

# 牛奶是小牛的飲料

牛奶原本是供小牛喝的飲料，因此所含的成分也適合小牛的成長。小牛成長所需的養分，對人類未必有用。

由自然界來看即可知道，不論任何動物，需要喝「奶」的，都只有剛出生的「幼兒」。

**自然界中，沒有任何一種動物成年之後仍在喝奶。這是自然法則。只有人類才會將不同種類動物的乳汁刻意加以氧化來飲用。換言之，這違反了自然法則。**

日本學校的營養午餐常強制要求學童喝牛奶。因為一般人認為營養豐富的牛奶有益於正在發育的小孩。若有人以為牛奶與人類的母乳相似，那就大錯特錯了。

如果排列出牛奶與母乳的養分，兩者都含有蛋白質、脂肪、乳糖、鐵質、鈣質、磷、鈉、鉀、維生素等，確實讓人感覺相當類似。

但是，它們的「質」與「量」完全不同。

牛奶所含的蛋白質，主要成分爲酪蛋白。如前面所述，這是人類胃腸很難消化的物質。牛奶中還有能提高免疫機能的抗氧化物質「乳鐵蛋白」，母乳中的乳鐵蛋白含量約〇・一五％，遠超過牛奶的〇・〇一％。

小牛喝的牛奶與人類嬰兒喝的母乳，成分有很大的不同，雖然同爲「小孩」，需要的養分並不一樣。

到了成年之後又如何呢？

例如牛奶中所含的乳鐵蛋白，不耐胃酸，成人即使飲用未加熱處理的生乳，乳鐵蛋白也會被胃酸分解。母乳的乳鐵蛋白也是一樣。人類剛出生的嬰兒能完全吸收母乳中的乳鐵蛋白，就是因爲胃尚未發達，胃酸的分泌較少的緣故。換言之，雖然同是人類，但母乳並不是供給已成長的人飲用的。

即使是新鮮的生乳，也不適合作爲人類的食物。生乳原就是「不太好的食物」，再經過均質化或高溫殺菌，使它更加成爲「不好的食物」。學校的營養午餐居然還供給可愛的學童飲用。

還有一個問題，即日本人中很少有人具備足夠分解乳糖的酵素「乳酸酶」。分解乳糖的酵素位於黏膜上。這種酵素，幾乎所有的人在嬰兒時代都有充足的量，但之後會隨著年齡的增長而減少。

不少人喝了牛奶之後肚子會咕嚕咕嚕地響，或是輕微腹瀉，這是酵素不足，無法完全分解乳糖而產生的症狀。體內幾乎沒有這種酵素，或是量非常少的人，稱為「乳糖不耐症」。完全的乳糖不耐症雖然不多，但是日本人中乳酸酶酵素不足的人卻高達八五%。

乳糖是只存在哺乳類的「乳」中的糖。本來，「乳」就是僅供剛出生的嬰兒喝的。即使是乳酸酶普遍不足的日本人，在嬰兒時期，只要身體健康，依然有充足的乳酸酶。而且，母乳中所含的乳糖量約七%，牛奶則只有四．五%。

我認為人類嬰兒時期能夠喝到含有較多乳糖的母乳，但是成長之後分解乳糖的酵素會逐漸消失，這是成長之後就無需再喝母乳的大自然的規則。

因此，**愛喝牛奶的人最好改喝未經均質化的低溫殺菌牛奶，而且偶爾喝就**

好。原來就不喜歡牛奶的人或是小孩則無需勉強。

因爲，牛奶對人體沒有任何好處。

## 體溫高於人類的動物肉會汙染血液

新谷飲食健康法是以穀類和蔬菜爲主，肉、魚、乳製品、蛋等動物性食物盡可能減少（控制在全體的一五%以下）。

現今的營養學認爲，動物性食物中的蛋白質中有許多理想的成分，它們在腸內被分解、吸收，變成血液和肉。

但是不論多麼好的食物，若攝取的量超過身體所必需，反而會變成毒素。特別是動物性蛋白質，攝取過量時，胃腸無法完全分解、吸收，會在腸內腐敗，製造出大量毒素。主要的毒素除了硫化氫、吲哚、甲烷、阿摩尼亞、組織胺、亞硝胺外，還會製造出自由基。爲了化解這些毒素，腸子和肝臟必須大量消耗酵素。

蛋白質的必要量，每一公斤體重約需一公克。體重六十公斤的人，每天攝取六十公克就已足夠。但實際上，有資料顯示日本成年男子每天的蛋白質平均攝取量達八四．九公克。此數字與美國人的攝取量不相上下，明顯攝取過多。

過多的蛋白質最後會隨尿液排出體外，但在此之前可能會對身體造成各種傷害。首先，多餘的蛋白質被消化酵素分解成胺基酸，接著胺基酸在肝臟內被分解後流入血液中。於是血液偏向酸性，爲了中和酸性血液，必須從骨骼和牙齒中引出大量的鈣質。鈣質和氧化的血液在腎臟內過濾，多餘的蛋白質與大量水分和鈣質再一起排出體外。在這段過程中當然也會消耗掉大量的酵素。

若因爲「肉類」（包括肉類加工品）和「牛奶」（包括乳製品）造成的蛋白質過度攝取，對健康的傷害更爲嚴重。因爲，這些動物性食物不含食物纖維，會加速腸相的惡化。

所謂食物纖維，是指人類的消化酵素無法分解的物質，代表性的有植物中所含的纖維素和果膠、蝦蟹的殼所含的甲殼素等。

大量攝取肉類而導致食物纖維不足時，糞便的量會減少，成爲便祕或宿便的原因。這種狀態若繼續惡化，腸壁上可能形成名爲「憩室」的袋狀組織，毒素和宿便會累積其中，最後成爲息肉或癌症的致病原因。

關於動物性蛋白質，前面多次提到肉類的問題，其實另一種動物性蛋白質來源——魚，攝取過量同樣有害健康。

根據我的臨床資料，「常吃肉食的腸子」與「常吃魚肉的腸子」有一個決定性的差異，就是**以魚肉爲主的人，不論腸相多麼糟，也不致於形成「憩室」**。有些醫學書籍上記載，不論肉、魚或乳製品，攝取大量不含食物纖維的食物，都會形成憩室，但是我的臨床經驗是，大量吃魚，而幾乎不吃肉的人，雖然可能出現腸子痙攣或腸壁變硬，但是並未發現有憩室生成。

這種腸相的差異是如何造成的呢？我認爲可能是因爲肉和魚所含的脂肪的質不同所致。

一般人的說法，肉的飽和脂肪酸不利健康，魚的不飽和脂肪酸則可以降低膽固醇。另外還有一種更容易了解的分辨法，就是以人類的體溫爲基準，比人類體溫高的動物的脂肪對人體有害，體溫較低的動物的脂肪則較佳。

牛、豬、鳥的體溫比人類高，約三八・五～四○℃。雞的體溫更高，達四一・五℃。這些比人類體溫高的動物，在牠們的體溫狀態下脂肪最爲安定。換言之，脂肪進入體溫較低的人類體內就會凝固。脂肪凝固會使血液變成黏稠狀，導致血流惡化，在血管中停滯或阻塞。我將這種現象稱爲「血液的汙染」。

另一方面，魚是變溫動物，在通常的狀態下，體溫遠低於人類。魚的脂肪進入人體內會如何呢？在平底鍋中將凝固的油脂加熱，脂肪會溶解成爲液狀。魚的脂肪在溫度較高的人體內能加速血流，降低壞膽固醇就是這個原因。

所以，針對人體的構造來說，雖然同樣是動物性蛋白質，利用魚類爲攝取來源，遠優於其他肉類。

**針對人體的構造來說，雖然同樣是動物性蛋白質，利用魚類為攝取來源，遠優於其他肉類。**

## 「紅肉魚」最好趁新鮮食用

魚的肉有紅色和白色之分。一般認爲白肉魚較有益健康，原因是紅肉魚含有豐富的鐵質，比較容易氧化。

金槍魚、鰹魚等紅肉魚，肌肉組織呈紅色，是因爲肌肉中含有大量名爲「肌紅蛋白」（肌紅素）的特殊蛋白質之故。

肌紅蛋白是能夠貯存氧的球狀蛋白質，由一條胺基酸的多胜肽鏈與鐵紫質組成。肌紅蛋白能視需要，先在細胞內貯存氧，因此在海豚、鯨、海豹等，需長時間潛在水中的動物肌肉中都可見到。一般動物的肉呈紅色，也是肌紅蛋白的緣故。

金槍魚、鰹魚等都是常在海中以高速活動的魚類，因此肉中含有大量的肌紅蛋白。持續而快速的在水中活動，必須供應肌肉大量的氧氣，肌紅蛋白的功能就是避免氧氣不足。

由於含有這種肌紅蛋白，因此紅肉魚剖切後，若與空氣接觸很快就會氧化。這一點正是紅肉魚被認爲較不利健康的理由。

相反的，白肉魚沒有肌紅蛋白，因此肉切開後不會太快氧化。

不過，DHA和EPA等抗氧化物質，則以紅肉魚含量較多。而且，肌紅蛋白中有豐富的鐵質，對貧血的人是相當有益的食物。但是其中的鐵質如果氧化，會變成氧化鐵，反而有害健康。

因此，**食用紅肉魚類時，選擇越新鮮的越好**。

我很喜歡吃金槍魚壽司，但吃的時候一定先請廚師將魚肉表面切掉大約半公分，然後再製作壽司。

高知縣有一種鰹魚做的地方料理，調理之前會先用快火烘烤魚肉表面，使蛋白質變質，這樣魚肉與空氣接觸就不致氧化。這種手法的原理是，魚肉內部未被火烤到的部分，被阻隔而無法與氧氣接觸，即可防止氧化。另外，它還可以殺死容易聚集在魚皮上的寄生蟲。

如果採取上述這些小技巧，紅肉魚可說是優良的食物。

不過，畢竟也是動物性蛋白質，仍必須注意避免攝取過量。最近還有報告指出，金槍魚的汞含量比過去高，有人經血液檢查發現體內的汞明顯增加，所以經常食用金槍魚的人最好檢查一下身體。另外，與陸地上的土壤汙染一樣，海洋的汙染問題也直接關係到大家的健康，已成爲必須解決的問題。

## 理想飲食：植物性八五＋動物性一五

新谷飲食健康法建議各位理想的飲食組合是，植物性食物與動物性食物的比例爲「八五：一五」。常有人對此表示質疑：「動物性的食物這麼少，不會缺乏蛋白質嗎？」其實不用擔心。**從植物性食物中，也可以攝取充分的蛋白質。**

人體的組織與其他動、植物一樣，主要由蛋白質構成。但即使食用肉類和魚類等富含蛋白質的食物，這些蛋白質也未必能直接利用在人體的組織上。因爲，雖然都稱爲蛋白質，但實際構成蛋白質的胺基酸的排列各不相同。

在人類的腸子中，消化酵素將蛋白質分解成最小單位胺基酸，然後由腸壁吸收。被吸收的胺基酸在體內重新合成，轉變成人類需要的蛋白質。

構成人類蛋白質的胺基酸大約有二十種，其中有八種無法在人體內合成。這八種胺基酸爲離胺酸、甲硫胺酸、色胺酸、纈胺酸、蘇胺酸、白胺酸、異白胺酸、苯丙胺酸，這些統稱爲「必需胺基酸」（編按：已增列爲九種，第九種即組胺酸）。這些必需胺基酸非常重要，缺少任何一種都可能引起重大的營養障礙，因此必須在每天的飲食中攝取。

現代營養學認爲被稱爲「優良蛋白質」的動物性蛋白質，含有所有的必需胺基酸，因此建議人們每天攝取動物性蛋白質。

事實上，植物性蛋白質也含有許多必需胺基酸。例如穀物、雜糧、豆類、蔬菜、菇類、水果、海藻中就含有豐富的胺基酸。若是提到**海苔的營養成分中有三七%是蛋白質**，可能很多人會感到驚訝，但說到同爲海藻類的昆布是胺基酸的寶庫，相信一般人並不陌生。

植物性食物中，**大豆含有豐富的胺基酸，自古以來就有「田裡的肉」之稱**。大豆的必需胺基酸含量，蘇胺酸僅稍稍低於基準值，與動物性蛋白質相比並不遜色。

而且，如前面敘述的，過度攝取動物性蛋白質，可能對健康造成嚴重的傷害。

當然，植物性蛋白質也不能攝取過量，但若思考植物性蛋白質沒有動物性脂肪，而且有豐富的食物纖維，最好還是以植物性蛋白質爲主要蛋白質來源，不足的部分再補充動物性蛋白質，而且盡可能由魚肉中攝取，這是最有益健康的飲食法。

僅由單一植物性食物來看，確實無法含有所有的必需胺基酸。但請仔細思考，我們並不是單獨只吃一種食物。東方的餐食，主食爲穀物，另外還有主菜、副菜以及湯品。如果能妥善組合植物性食物，依然能攝取到充分的必需胺基酸。

## 精製米是死的食物

近年來，很多人認爲碳水化合物會使人發胖，因此最好盡可能減少白飯的攝取量。其實，這種**吃飯會胖的說法是錯誤的**。我的飲食中，穀類占了整體的四〇～五〇％，但依然能取得均衡的營養，並未發胖。

不過，我作爲主食的穀類並非大多數人所食用的「精製白米」，而是從糙米、麥片、小米、玉米、莧米、稗、蕎麥、薏仁、藜麥等雜糧中選出五種，加以混合作爲主食。而且，這些穀類都選擇無農藥栽培，是未經精製的新鮮作物。

但稻米的收穫期有限，不可能隨時取得剛採收的產品，因此我都購買未與氧接觸的眞空包裝糙米，並在開封之後的大約十天內吃完。因爲，米與空氣接觸後，也會逐漸氧化。尤其是精製的白米，已除去外殼，比糙米更容易氧化。這與削皮後的蘋果很快變成褐色是同樣的道理。

「米」是稻子的種籽。在種籽的狀態時，有外殼包裹。將外殼除去就成爲糙米，糙米再除去名爲「糠」的皮層則成爲「胚芽米」，最後除去胚芽後，剩下的胚乳就是「白米」。

白米色澤純白、漂亮，口感軟Q而味甜，因此幾乎是人人都愛吃白米。但白米已除去了最重要的營養素，等同於沒有生命能量的「死的食物」。

蘋果和馬鈴薯削皮之後，很快就會氧化變成褐色。精製的米雖然不會變色，但因爲已除去外皮，比糙米容易氧化。若家中備有精米器，食用剛精製完成的白米感覺特別好吃，就是因爲白米尚未氧化的緣故。

白米因爲沒有了「糠」和「胚芽」，所以泡在水中只會膨脹而不會發芽。但糙米若溫度適當，在水中就會發芽。**會發芽的糙米，才是蘊含著生命力的「活的食物」**。單由這一點，即可了解白米是已死的食物。

植物的種籽含有豐富的酵素，因此在適當的環境中

白米已除去了最重要的營養素，等同於沒有生命能量的「死的食物」。

能夠發芽。種籽也含有能抑制發芽的強力物質「胰蛋白酶抑制劑」，使得種籽不致於輕易發芽。生食穀物、豆類和芋類等有害身體，就是因爲要中和、消化這些物質，會耗去大量的消化酵素，使得能量消失。但胰蛋白酶抑制劑只要加熱就會消失，使食物容易消化，所以穀物最好熟食。

未精製的穀物含有大量對身體有益的營養素。例如蛋白質、碳水化合物、脂質、食物纖維，還有維生素$B_1$、維生素E以及鐵、磷等多種重要的微量營養素，當然也含有奇妙酵素之源的豐富酵素。

白米不論再好，與糙米相比，營養素只有糙米的四分之一而已。特別是胚芽部分，含有各種營養素，所以我建議大家，若要精製稻米，最好只加工製作至胚芽米的程度即止。

很多人認爲糙米不易煮熟，其實現在市售的一般電鍋都具有烹煮糙米的功能，而且市面上可以輕易買到稍微發芽的「發芽糙米」。即使沒有烹煮糙米功能的電鍋，也能煮出好吃的發芽糙米飯。

未精製的穀類較佳的說法，也適用於麥類。例如小麥經過精製，養分就會大量流失。**要享用麵包或義大麵等麵食時，最好選用以全粒小麥製作的全麥粉產品。**

## 人類的牙齒為什麼是三十二顆？

前面提到理想的食物組合爲植物性食物占八五％，剩餘的一五％爲動物性食物。這個數字是如何計算出來的？答案是人類的「牙齒數」。牙齒可反映動物的飲食習性。例如肉食動物的牙齒大多是前端尖銳，就如同人類犬齒般的牙，適合咬碎動物的肉。相對的，草食動物的牙齒較薄而且呈方形，適合切斷植物，像是人類的門牙，另外用來磨碎切斷植物的牙，就好比人類的臼齒。

我認爲將這種自然界的規則與動物所擁有的牙齒數相對照，即可了解最適合該種動物的進食習慣。過去有不少人已發表這種牙齒結構與食物有密切關係的研究報告。

成年人類的牙齒一共有三十二顆（包括智齒），其中門牙（前齒）上下各兩對，犬齒上下各一對，臼齒上下各五對。換言之，人類用來吃肉（動物性食物）的犬齒只有一對，相對的，用來食用植物的牙齒有兩對門牙和五對臼齒，合計爲七對。

這種「七比一」的牙齒比例，正好與前面我所主張的「植物性食物八五％，動物性食物一五％」的比例相當。

最適合人類的食物比例如下：

● 植物性食物與動物性食物的比例爲八五（～九〇）比（一〇～）一五

● 整體而言，穀物占五〇％，蔬菜和水果占三五～四〇％，動物性食物占一〇～一五％

● 占全體一半的穀物，最好選擇未精製的產品

或許有人認爲植物性食物的比重過多，但是**從與人類基因最接近（九八・七％相同）的生物——黑猩猩的食物內容來看，牠們九五・六％的食物爲植**

**物**。其中水果占五〇%，樹木的果實和芋類等占四五・六%，剩下的四～五%則是以螞蟻等昆蟲爲主的動物性食物，魚類則沒有攝取。

我曾經使用內視鏡觀察黑猩猩的胃腸，發現牠們的胃腸與人類非常相似。更令我驚訝的是，牠們的胃相和腸相非常漂亮。

與人類不同的，野生動物生病後很快就會死亡。牠們在本能上知道食物能夠維持性命，是維護健康所不可缺少的。

因此，**我認爲人類也應該向大自然學習，以更謙卑的心，回歸到「飲食」的根本**。

## 「充分咀嚼、吃八分飽」有益健康

上一篇中提到普通食物比不需咀嚼的稀飯更容易消化，其實，**充分咀嚼還**

**有各種好處，最重要的就是節省奇妙酵素。**

我常強調每進食一口要咀嚼三〇～五〇次，這樣的話，普通的食物都能完全嚼碎，很自然的下嚥。若是堅硬或不易消化的食物，則不妨咀嚼七〇～七五次。人類的身體，越咀嚼唾液的分泌越旺盛，與胃液、膽汁等充分混合後，可幫助消化。

人類腸壁能夠吸收的最大程度大約十五微米（千分之十五毫米），大於這個尺寸的塊狀物無法吸收，會被排出體外。因此，如果不充分咀嚼，吃進肚子裡的食物可能只有三成被身體吸收。

或許有年輕女性會說：「身體不吸收就不會發胖，不是很好嗎？」事實上問題並沒有這麼簡單。吸收、消化不佳，與過度攝取一樣，腸內都會發生腐敗或異常發酵，產生各種毒素。爲了解毒，身體必須消耗大量酵素。

而且，容易消化和不容易消化的食物，吸收率有很大的差異，即使採取均衡的食譜，依然可能出現某種營養素不足的狀況。特別是微量營養素不足的可能性非常高。

近幾年來，因爲熱量過多而發胖，同時營養素卻不足的人有增加的趨勢。推測主要原因就是食物營養攝取不夠均衡，同時又未充分咀嚼，而導致消化與吸收不良所致。

其實，**充分咀嚼反而有利瘦身**。因爲，充分咀嚼會延長用餐時間，血糖值在進食的同時逐漸上升，使食欲受到抑制，可防止暴飲暴食。即使不刻意減少食量，藉著充分咀嚼，吃必要的量就可以產生飽足感。

**充分咀嚼還有一個好處，就是殺死寄生蟲**。現在已很少看到長蟲的蔬菜，但是鰹魚、烏賊、淡水魚等則可能帶有不少寄生蟲。這些寄生蟲小至四～五毫米，如果不充分咀嚼，會直接接吞下肚而寄生在內臟中。若咀嚼五〇～七〇次，就可以在口中將它們殺死。

選擇食物時，野生魚類優於養殖，蔬菜則以無農藥和有機栽培者爲佳。不過這些接近自然的食物中，長蟲的也不少。若了解充分咀嚼能夠防範於未然，就無需害怕寄生蟲或其他蟲類了。

充分咀嚼時，分泌的唾液和酵素都會增加，或許有人認爲這樣也會消耗酵素，其實不然。充分咀嚼可自然抑制食欲，減少食量，消化和吸收食物所使用的酵素的量也會減少，整體而言，可節約酵素。

消化食物所用的酵素的量減少，當然奇妙酵素的消耗量也比較少，這意味著供身體解毒與修復、供應能量等維持身體恆常性的酵素增加。於是，抵抗力、免疫力隨之提升，並且使壽命增長。

注意控制食量，加上吃的食物被完全消化、吸收，就可以避免未消化的多餘食物在腸內腐敗而產生毒素，同時節省用來解毒的酵素。

實踐新谷飲食健康法，經過半年左右，胃相和腸相即可明顯改善，並可消減排氣和糞便的臭味。

自古以來就有「充分咀嚼」「吃八分飽」有益健康的說法，最主要的好處就是能防止酵素的消耗。

**再怎麼好的食物或多麼必要的營養素，過度攝取都有害健康**。重要的是**「均衡」的攝取「好的食物」，並「充分咀嚼」**。平常多注意這三點，就能大幅節省奇妙酵素，以健康的身體享受快樂、長壽的人生。

# 肉食動物為什麼只吃草食動物？

飲食的基本原則就是選擇新鮮的食物。因爲**食物越新鮮，食物中能成爲奇妙酵素的酵素也越豐富**。

地球上的動物有各種不同的食性，其中的共同點是都愛好富含酵素的食物。但我們人類似乎忘記了這個生物本能。

人類研究食物中所含的營養素，測量它們的熱量，然後加以分類，確立了現代的「營養學」，但是卻忽略了食物最基本的「酵素」。因此，很多不含酵素的「死亡食物」成爲人類的食物。

與人類一起生活的寵物的食物也一樣。市售的寵物飼料幾乎都不含酵素，結果導致許多

**人類研究食物中所含的營養素，卻忽略了食物最基本的「酵素」。因此，很多不含酵素的「死亡食物」成為人類的食物。**

寵物遭受各種疾病所苦。

我飼養的狗就完全不使用一般寵物飼料，而是給牠們我自己吃的糙米。我在糙米上灑上海苔，牠們吃得相當高興。牠們也喜歡水果，當然也吃蔬菜，從牠們經常搶食稍微燙熟的花椰菜芯就可知道。

提到肉食動物，一般人以爲牠們只需要「肉」，其實並非如此。牠們也需要植物，但爲什麼只吃肉呢？原因是牠們沒有分解植物的酵素。

觀察肉食動物可以發現，牠們只吃草食動物。肉食動物捕捉到獵物之後，首先會從獵物的胃腸等內臟開始吃。胃腸是草食動物消化植物的器官，肉食動物藉此獲得草食動物胃腸中已消化或正在消化的植物。

肉食動物只吃草食動物，草食動物則只吃植物。這是大自然的法則。只要違反了自然，必然會遭到天譴。最具代表性的例子就是「ＢＳＥ」（Bovine Spongiform Encephalopathy，狂牛症，又名牛海綿狀腦病）。

狂牛症的致病原因至今仍未完全了解，但已知是名爲普粒子蛋白（普恩蛋白）的蛋白質異常造成腦部海綿化所致。爲什麼普粒子蛋白會異常化呢？

過去的調查已確認狂牛症是透過肉骨粉（以肉品處理過程中剩下的肉、皮、骨等殘渣製成的飼料原料）等飼料的流通而擴散。包括日本農林水產省在內的各國政府機構，都採取「遺傳性汙染的肉骨粉所引起」的說法，但我認爲這是因爲**原爲草食動物的牛吃了動物性食物「肉骨粉」，違反了大自然的意旨所致**。

餵牛吃肉骨粉是人類自作主張的做法。牛吃了肉骨粉，牛乳中所含的蛋白質和鈣的量都會增加，蛋白質和鈣質較多的牛乳即可高價賣出。我認爲產生狂牛症，以及吃了病牛的人腦部海綿化，都是無視於自然法則、爲所欲爲的傲慢人類理當該受的報應。

**包括人類在內的所有動物，該吃什麼、要吃多少，都由大自然的意旨來決定**。無視於這種自然的道理，就無法健康的生活。

**狂牛症，以及吃了病牛的人腦部海綿化，都是無視於自然法則、為所欲為的傲慢人類理當該受的報應。**

## 勉強吃不好吃的食物不會健康

本章說明了哪些東西是能夠維繫生命的「好食物」，哪些東西是會損害健康的「壞食物」。是否含有生命之源的「酵素」，以及顯示有無「氧化」的新鮮度，是區分好、壞食物的關鍵。

人類在進化的過程中學習到如何「烹調」食物，因此而享受到多樣的吃法，並學會保存食物的方法。但是相反的，食物也因爲加熱而失去了重要的酵素。

**野生動物中沒有任何一種生物會像人類一樣調理食物**，當然也不會精製或加工食物。因此，研究如何吃有益健康的人，其中就有人主張人類應停止食物加工，所有的食物都應採取生食。

但是我並不這樣認爲。因爲，覺得「幸福」是人類健康生活不可缺少的要素。對人類而言，飲食可以帶來莫大的喜悅，**勉強吃不好吃的東西是不會健康**

**的**。

因此，**新谷飲食健康法一方面主張學習自然，同時也強調享受吃的樂趣的重要性**。

再次說明吃的方法：

- 植物性食物與動物性食物的比例爲八五（～九〇）比（一〇～）一五
- 整體來區分，穀物（包括豆類）占五〇%，蔬菜和水果占三五～四〇%，動物占一〇～一五%
- 占全體五〇%的穀物最好選擇未精製者
- 動物性食物盡可能選擇魚類等比人類體溫低的動物
- 選擇未精製的新鮮食物，盡可能保持自然的狀態
- 盡可能不要攝取牛奶和乳製品（乳糖不耐症、過敏體質的人，以及不喜歡牛奶和乳製品的人更要完全避免）
- 避免人造奶油和油炸食物
- 充分咀嚼，勿暴飲暴食

只要了解自然的道理和人類身體的結構，並遵守這些要點，享受對健康有益的飲食樂趣絕非難事。而且最好從小就養成這種習慣。

**若是想享受「美味」的樂趣，偶爾來客厚厚的牛排或喝上一杯並無妨。**飲食對身體的影響是日積月累的，偶爾放鬆一下，其餘九五％的飲食則充分堅守健康原則，奇妙酵素依然可以維護我們的健康。

總之，**最重要的就是一方面享受飲食樂趣，同時長期維持正確的飲食方式。**

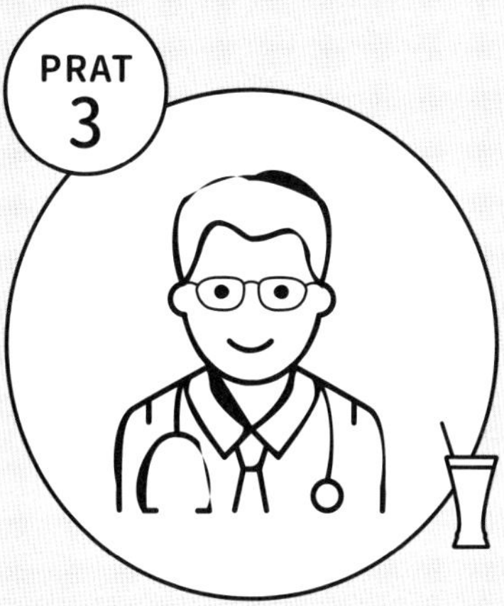


# 好習慣能塑造健康的身體

## 多數疾病原因，習慣大於遺傳

人罹患疾病必然有其原因。例如三餐不正常、進食的方法不正確、生活習慣不佳，或甚至集合了所有因素。

美國從一九九〇年起，癌症的發生率和死亡率都有減少趨勢。我想這是美國政府以一九七七年發表的〈麥高文報告〉為契機，所提出的〈飲食生活指南〉逐漸在美國社會普及所帶來的成果。

但也並不是所有的美國人都注重「好的飲食方式」。更明確地說，社會上生活水平越高的人越認眞改善飲食生活。換言之，經濟能力較佳的「上流階層」美國人，目前的飲食生活可說相當健康。他們充分攝取蔬菜、水果，逐漸減少食用含有大量油脂的牛排等食物，當然肥胖的狀況也有了改善。肥胖的人不適任公司的經營者，在美國已形成常識，因爲他們認爲連自己的健康都無法管理的人，當然無法管理好整個企業。

爲什麼美國金字塔頂端的人與底層的人，飲食生活會出現這樣的差異呢？第一是成本的問題。購買蔬菜、水果時，選擇新鮮又沒有使用農藥或化學肥料的產品，價格必然比較高。相信其他國家也是如此，要買較好的食物當然必須付出較高的價錢。所以，即使所有的人同時獲得相同的資訊，能夠立即實踐的必定是經濟能力較強的階層。

另一個重要原因是美國人的知識水準與經濟能力大多成正比。得到飲食與疾病有關的資訊時，知識水準高的人能夠深刻體認其中的意義，並以行動實際反映在自己的生活上。

結果，今天的美國逐漸區分爲較健康的富裕層和較不健康的低收入層，而且這種傾向日趨明顯。因爲兩個階層的人各自延續了他們現在的飲食生活習慣。

進入中高年後，不少人會出現與父母相同的疾病，例如糖尿病、高血壓、心臟病和癌症等。

**進入中高年後，不少人會出現與父母相同的疾病，例如糖尿病、高血壓、心臟病和癌症等。**

有人認爲：「父母也罹患同樣的病，這是遺傳的關係，沒有辦法。」其實並非如此。我不敢說完全沒有遺傳的因素，但最大的原因應是子女承襲了父母致病原因的「生活習慣」。

小孩在成長的過程中，無意識的養成了原生家庭的習慣。每個家庭對食物的好惡、烹調方式、生活起居、價值觀等都不相同，但在同一屋簷下生活的父母與子女必然非常相似。也就是說，**子女容易出現與父母相同的疾病，並非接受了上一代致病的基因，而是承襲了導致疾病的生活習慣**。

若能選擇好的食物和水、規律地生活、盡可能不吃藥、繼承對身體有益的習慣，那麼小孩無需特別費心照顧，就可以保持健康。相反的，常吃氧化的食物、只喝礦泉水、身體稍微不適就吃藥、生活不規律、養成有害身體的習慣，小孩會比上一代更不健康。

所以，不論好習慣或壞習慣，都會傳給下一代。若從小聽父母說：「牛奶對身體有益，應該每天喝牛奶。」小孩就會信以爲眞而養成喝牛奶的習慣。結果成年之後，反而有害健康。

所以**大人有責任審視自己現在的習慣有益還是有害健康，然後將好的習慣傳給下一代。**

## 習慣能改變基因

隨著年齡的增長，要修正已經養成的習慣更加困難。幼年時養成的習慣，會深深扎根，並影響一個人的一生。因此，盡早養成好的習慣是非常重要的。

主流的幼兒教育，主張從零歲開始即展開右腦開發等促進智慧發展的活動，父母希望小孩在懂事以前就鍛鍊出精神集中力和思考力，但是對有關健康的問題卻不太重視。智慧的開發有益於未來的學業或社會生活，但我認爲**攸關健康的習慣能影響一個人的一生，是更基本的課題**。即使長大後能進入一流學校就讀，如果身體不健康，還是無法享受豐富的人生。

在健康意識上，日本與美國不同，注重健康與社會地位不成正比。比方說大學教授或企業經營者，通常飲食交由妻子打點，健康則交給醫師，很多人連自己吃的藥名都不知道。由醫生的立場來看，大部分人對醫學和健康知識的了解程度，遠不及他們的社會地位。

我認爲**人類的體質由兩個要素來決定**，一**是得自父母，與生俱來的「遺傳基因」，另一個則是自幼養成的「生活習慣」**。

例如父母體內酒精分解酵素較少的人，他的酒精分解酵素多半也不足。但是原本酒精分解酵素較少的人，如果經常喝酒，喝的量一點一點增加，肝臟能使用的酵素的量也會漸漸增加，使酒量提高。我們稱這種現象爲「鍛鍊」，也就是說，酒量是可以鍛鍊的。

雖同爲酒精分解酵素較少的人，小孩對酒的觀念會因父母是否具有「鍛鍊酒量」的經驗而改變。如果父母的酒量因爲鍛鍊而增加，小孩就會認爲自己也可以藉著鍛鍊而提高酒量。相對的，父母如果都不喝酒，小孩就以爲自己酒量不佳是得自家族的遺傳。

這顯然不是個好例子，但我也只是想藉此顯示利用相同的方法可將基因往好的方向改變。

例如，家族即使有容易罹患癌症的基因，但父母如果注意健康，養成好的生活習慣，就可以避免癌症而長壽。小孩也能意識到：「即使繼承了容易罹患癌症的基因，只要自己努力就可以防止發病。」

承襲了父母**「吃好的食物」「正確的吃法」「好的生活習慣」**，推測下一代的癌症遺傳因子可逐漸減弱。也就是說，**繼承好的生活習慣，能夠改變基因**。

例如，因為母乳不足而從小就餵食牛奶的小孩，與餵食母乳的小孩相比，容易出現過敏體質或腸內細菌不均衡等狀況，自幼年起健康就有一些問題。但斷奶之後如果注意飲食，養成好的生活習慣，中高年後仍可避免生活習慣病。

反之，原來接受母乳的健康小孩，長大後養成不良的生活習慣，嗜吃肉類和乳製品，常吃有添加物的氧化食物，有可能不到四十歲就因心臟病發作而死亡。

基因是與生俱來的，但**習慣可以靠「努力和意志力」改變**。因此**習慣的累積能使遺傳基因向正面或負面方向改變**。大家務必記住，能幫助自己的「好習慣」，也可以解救你的下一代。

## 菸、酒最傷身體

大多數醫師在治療上依然仰賴外科手術和藥物，很少人留意病人的飲食習慣。事實上，癌症的發生與飲食有密切的關係，已是公認的常識。

不過，完全改善食物未必能百分之百的預防疾病。因爲除了飲食之外，現代人的生活中還有各種消耗奇妙酵素的因素。要維護健康，除了飲食之外，還必須盡可能排除「對身體有害的習慣」。

最具代表性的就是「菸」和「酒」。它們被認爲會傷害身體的主要原因是有很強的習慣性，上癮後每天非吸或非喝不可。

**我只要觀察人的臉就知道他是否吸菸**。因爲吸菸的人毛細管會收縮，細胞很難接受氧和營養的補給，而且體內的廢物和腐敗物也無法排出體外，使得皮膚變黑，這種黑色就是堆積在皮膚細胞內的汙垢和毒素。

對於香菸的危害，人們常將焦點聚集在肺部的焦油上，其實全身毛細管的收縮與此同樣嚴重。毛細管收縮，水分就很難送至全身，原本跟水分一起傳送的營養也窒礙難行，結果，應該與水分和營養交換的廢物堆積在體內無法排出，因而產生毒素。皮膚表面發黑，就是因爲身體所有毛細管的前端都出現相同問題所致。

每天喝酒的人，與吸菸者同樣，血管也會收縮。有人說少量的酒可以擴張血管，促進血液循環，但血管因爲酒而擴張最多僅兩、三個小時。而且，這種「血管擴張」反而是血管收縮的原因。血管因爲飲酒而急速擴張後，身體會反彈而使血管收縮。這時與吸菸同樣，會阻礙營養物質和廢物的吸收與排泄。

菸、酒都會在體內產生大量的自由基（特別是活性氧）。中和自由基的抗氧化物質有超氧化物歧化酶、過氧化氫酶、穀胱甘肽過氧化酶等抗氧化酵素。常聽到人家說吸菸會大量破壞維生素C，原因就是維生素C也是抗氧化物質之一。

要中和自由基，需消耗大量抗氧化酵素。現代人的生活中原本就充滿著電磁波、環境汙染等產生自由基的要因，若再吸菸、喝酒，更增加自由基的生成，而消耗掉珍貴的奇妙酵素。

酵素是耗盡後就無法再生的消耗品。就像存款一樣，如果毫無節制的浪費，很快就會用罄。相對的，**正確的飲食和生活習慣，則像每天不斷儲蓄，**即使偶爾奢侈一下也無所謂。但**若長期每天大量浪費，很快就會負債累累。在身體和酵素上，這種負債就是「疾病」**。無法償還債務，最後只有宣告破產。以人類的健康而言，破產就等於「死亡」。

每天吸菸、飲酒的人，在養成這種習慣之際，就已經決定了他們未來的命運。

## 有方法治好睡眠呼吸中止症

每天的習慣可能引發疾病，但相反的，也有些疾病可藉著修正每天的習慣而痊癒，蔚爲話題的「睡眠呼吸中止症候群」就是其中之一。

睡眠呼吸中止症，說的是睡眠中呼吸反覆暫時停止的疾病。睡眠中由於肌肉放鬆，仰臥而睡的人，舌根會下垂，使得呼吸道變窄。有睡眠呼吸中止症的人這種狀況尤其明顯，當呼吸道暫時受到阻塞便會停止呼吸。呼吸中止會令人感覺痛苦，在夜裡會多次醒來。由於睡眠品質不佳，結果白天哈欠連連，精神無法集中。

這種疾病雖不致於在睡眠中窒息死亡，但睡眠不足會降低免疫力和代謝等維持生命的生理機能，並增加循環系統的負擔，使心臟病和腦中風的發生率提高三、四倍，是一種相當可怕的疾病。病人中有七至八成爲肥胖者，因此過去以爲是肥胖造成呼吸道變窄，但後來的研究發現，肥胖與睡眠呼吸中止症並沒有直接的因果關係。

睡眠呼吸中止症分成呼吸道阻塞而引起的「阻塞型」、腦部呼吸中樞活動降低引起的「中樞型」，以及這兩種型態兼容的「混合型」三種。其中人數最多的「阻塞型」，有很簡單的治療方法，就是睡覺前的四、五個小時不要再進食。更好懂地說，即**就寢時讓胃部淨空**。

人類的氣管具有特殊構造，能防止空氣以外的東西進入。但如果就寢前胃裡有食物的話，身體躺下時，胃裡的食物就會升至喉部。氣管為了阻止空氣以外的東西進入，使呼吸道變窄，就會導致呼吸停止。我認為這是「阻塞型」的原因。

睡眠呼吸中止症的病人大多為肥胖者，也與我下面的推論吻合。

就寢前進食，會分泌大量胰島素。胰島素能使碳水化合物和蛋白質都轉變成脂肪，因此，即使是同樣的食物，在就寢前吃比較容易發胖。也就是說，肥胖雖然不是睡眠呼吸中止症的發病原因，但**就寢前進食的習慣，卻同時成為睡眠呼吸中止和肥胖的原因**。

不僅限於食物，在就寢前喝酒或喝飲料也是不好的習慣。

有人認爲安眠藥對身體不好，便於睡前喝酒來取代藥物，這也是很危險的。本人雖然也覺得喝酒後比較容易入睡，但是在睡眠中容易出現呼吸停止的狀況，使血液中的氧濃度（$pO_2$）降低。對於原本就動脈硬化或心臟冠動脈較細的人而言，氧濃度下降會導致心肌缺氧，嚴重者可能致命。

很多人在拂曉時因心臟痲痺或心肌梗塞而死亡，原因就是就寢前進食引發逆流，阻塞呼吸道，使呼吸停止，血液中的氧濃度降低，心肌因缺氧而壞死所導致。

如果就寢前除了進食外，同時還喝酒，危險性更高。因爲，酒精會抑制呼吸中樞，使血液中的氧濃度降得更低。酒精分解酵素較少的人，酒精會長時間停留在血液中，更需要注意。

有些人爲了幫助小孩睡眠，讓小孩在睡前喝熱牛奶，其實這也是必須避免的「壞習慣」。

假設小孩在下午六點左右吃晚餐，由於他們比大人早睡，因此就寢時胃中大多還殘留有食物。這時若再喝牛奶，更容易發生逆流。呼吸中止後強力吸氣，即可能吸入容易成爲過敏原的牛奶。我認爲這大概是小兒氣喘的罹病原因之一。

這一點尚未獲得證實，但根據我對病人進行的調查顯示，曾患小兒氣喘的人，有不少人小時候常進食後立即睡覺，或是在睡前喝牛奶。

要預防小兒氣喘、睡眠呼吸中止症、心肌梗塞、心臟痲痺等疾病，務必養成就寢時讓胃部淨空的習慣。

**夜裡實在難忍飢餓的人，我建議吃少量新鮮而富含酵素的水果。**含有酵素的水果非常容易消化，大約三、四十分鐘就可從胃部移動到腸內。因此吃了水果，經過一個小時後睡覺就無需擔心逆流的問題。

**預防小兒氣喘、睡眠呼吸中止症、心肌梗塞、心臟痲痺等疾病，務必養成就寢時讓胃部淨空的習慣。**

## 進食一小時前喝水

進食的一個小時前飲用大約五〇〇cc的水，是我每天確實實踐的「好習慣」之一。

人們常說爲了身體健康，每天應補充大量水分，但**進食有「正確的吃法」，水也有「正確的喝法」**。種植盆栽的人應該知道，植物任意加水可能使根部腐爛。加水有適合的時間與分量，這與人類補充水分是一樣的道理。

人類的身體大部分由水分構成。乳幼兒水分約占八〇％，成人六〇～七〇％，老人也有五〇～六〇％。嬰兒的肌膚水水嫩嫩，就是因爲細胞中所含的水分充足。因此，大量補充新鮮且好的水，對人體而言非常重要。

經口進入的水被胃腸吸收後，藉由血管送至全身的細胞。這時可以改善血液循環，促進新陳代謝。好的水具有減少血液中膽固醇和三酸甘油脂（中性脂肪）的效果。**建議成人每天至少補充一五〇〇～二〇〇〇cc水分，高齡者最少**

**也要喝到一〇〇〇cc。**

但是每天經口攝取的食物不僅限於水而已。上述水分的量要在什麼時候補充比較適合呢？用餐前喝過量的水，胃中裝滿水就吃不下食物，進食中或進食後喝水，則會稀釋消化酵素，可能妨礙消化與吸收。進食中喝水，最好以一杯（二〇〇cc左右）爲限。

有醫師建議睡前或半夜醒來，爲防止血液變得黏稠，即使不口渴最好也補充一些水分，但是我反對這種意見。爲防止前面所述的「逆流」，應避免在睡前攝取水分。而且水分可能與胃酸混合進入氣管，若吸入肺中，有引發肺炎的危險。

由身體的節奏來看，水的補給以剛起床和用餐前一小時最爲理想。水僅需三十分鐘左右就會從胃部進入腸內，這種方法雖然可能稍稍影響進食，但絕不會妨礙消化。

我個人採取的水分攝取方法如下：

● 早上起床時，喝五〇〇～七五〇cc

●中餐前一小時，喝五〇〇cc

●晚餐前一小時，喝五〇〇cc

當然這只是概略數字。夏天或是因爲運動而大量流汗時，需補充更多水分，胃腸較弱，消化和吸收需要較多時間的人，在食物被吸收之前喝水會將內容物沖走，可能因此引發腹瀉。另外，水分的量也會因身體大小而異。因此，每天的水分攝取量必須依個人身體狀況來判斷。如果飲用一五〇〇cc會出現腹瀉的話，可將每次的量減爲三五〇cc，然後再嘗試慢慢增加。

到了冬天，喝冷水會使身體冷卻，最好將水稍微加溫後再喝。據說人類體溫在三六~四〇℃時，體內的酵素最爲活性化。而且在此範圍內，體溫每上升〇．五℃，免疫力可提升三五%。**生病時會發燒，就是爲了藉體溫上升使酵素活性化**。相反的，「冷卻」是維持健康的大敵。

**由身體的節奏來看，水的補給以剛起床和用餐前一小時最為理想。**

## 水是奇妙酵素的好伴侶

水在人體內可發揮各種功能，其中最重要的就是改善血液循環、促進新陳代謝，還可排出體內的廢物和毒素，促使腸內細菌和酵素活性化。戴奧辛等各種環境汙染物質、食品添加物、致癌物質等，都可藉由喝好的水將它們排出體外。

因此，很少喝水的人比較容易生病。

從身邊的例子來看，攝取大量好水，可以減少感冒。因爲支氣管、胃腸黏膜等黴菌或病毒容易入侵的部位受到好水滋潤，可活化免疫細胞的防禦功能，使病毒不易入侵。

相對的，未攝取充分的水分，支氣管的黏膜因脫水而乾燥。支氣管會產生痰和黏液，若水分不足，痰和黏液會黏在支氣管上，成爲黴菌或病毒的溫床。

不單是血管內，水在淋巴管內也非常活躍，維護著我們的健康。若將血管比喻爲河川，那麼人體的淋巴系統就類似下水道。淋巴系統淨化、過濾、濃縮皮下組織中的多餘水分和蛋白質、廢物等之後，再將它們送入血流中。淋巴管中還含有具免疫力的抗體伽馬球蛋白，以及具有抗菌作用的酵素溶菌酶。這種免疫系統要發揮功能，好的水絕對不可少。

水與人體所有部位都有關係。沒有水分的身體，就無法維持生命。這與植物在沙漠中無法生長是同樣道理。我們常說植物的生長需要太陽、土壤和水，但若只有太陽、土壤而沒有水，植物會無法吸收養分而枯萎。

水分如果無法到達人體的細胞，就會營養不良，而且累積在細胞中的廢物和毒素也無法排出體外，使身體出現各種問題。最可怕的狀況是，累積的毒素會破壞細胞的基因而成爲癌細胞。

促進胃腸運作，改善血液和淋巴液的流動，可說是水分在身體內最大最主要的功用。

另一方面，水進入全身六十兆個細胞的每一個細胞，提供養分，處理廢物，是水在體內最細微（micro＝微米，長度單位）的功用。在這種微米世界中進行的能量生產，以及排除在此過程中發生的自由基等，都與各種酵素息息相關。

換言之，水如果未確實到達每一個細胞，酵素就無法充分發揮功能。酵素要發揮功能，需要維生素、礦物質等各種微量營養素，而運送這些物質的正是水。

而且，人每天排泄的水分量，包括蒸發的汗水在內，合計約二五〇〇cc。當然食物中也含有水分，由此來看，每天至少應補充一五〇〇cc飲水。

我常勸人多補充水分，不少人回應：「水雖然喝得不多，但是常喝茶和咖啡。」但是**對人體而言，直接喝「水」來補充水分很重要**。因爲，茶、咖啡、碳酸飲料、啤酒等，多喝雖然可以補充血液中的水分，但是相反的也會成爲脫水的原因。因爲這些飲料中的糖分、咖啡因、酒精、添加物等，會從細胞或血液中奪取水分，使血液變得黏稠。

炎熱的夏季或洗完三溫暖，很多人喜歡大口喝清涼的啤酒。口渴的喉嚨受到啤酒刺激，令人感到爽快，但是有高血脂症、高血壓、糖尿病的中高年人容易引發心肌梗塞或腦梗塞，是非常危險的。

希望大家平常就養成習慣，**口渴時應該喝「好水」，而非啤酒、茶、咖啡等飲料，做到正確的補充水分。**

## 還原力強的水才是「好水」

我想大家已經了解，為了健康，正確補充好水很重要。那麼，前面反覆提到的「好水」，到底是什麼樣的水呢？

說到好的水，大概沒有人會想到自來水。眾所皆知，自來水中除了消毒用的氯之外，還含有三鹵甲烷、三氯乙烯、戴奧辛等。儘管自來水已制定安全基準，嚴格管制水中物質的含有量，但自來水含有毒性物質卻是事實。

自來水常用氯來殺菌。你知道為什麼將氯投入水中能夠殺死細菌嗎？原因是氯進入水中後會產生大量活性氧，微生物會因為這種活性氧而死亡，藉此來殺死細菌。但是這種殺菌法在殺死水中微生物的同時，也會使水氧化。結果，自來水就變成氧化的水。

「氧化還原電位」是溶液氧化還原能力的測量指標，常用來檢測水的氧化程度。所謂氧化，從原子的層次來看，就是電子脫離或被取代的過程。還原正好相反，則是接受電子。也就是說，測定電子的增減，就可以知道水是容易使其他物質氧化的狀態，還是容易使物質還原的狀態。電位的數值越低（負的方向），表示水的還原力（使其他物質還原的力量）越強，數值越高（正的方向），表示水的氧化力（使其他物質氧化的力量）越強。

由此來看，自來水的數值顯示它是氧化力非常高的水。特別是大都市的用水，數值通常高達六〇〇～八〇〇。

那麼，什麼樣的水才是還原力強的水呢？

前面說明了所謂還原，是指接受了電子的狀態，藉電氣分解，製造出這種狀態的水，就是「還原水」。淨水器即利用電氣來分解水，使水離子化，然後製造出具有還原力的水。

不論鹼性離子淨水器或負離子淨水器，都是以相同原理製作出具有還原力的水，但是在電氣分解之際，陰極上會附著鈣、鎂等礦物質，因此飲用經過電氣處理的水，可以獲得較多的礦物質。而且，由於電氣分解之際還會產生活性氫，或許可以期待在某種程度上，還原水具有除去體內多餘活性氧的功用。通過這種淨水器的水，除去了自來水中殘留的氯或其他化學物質，因此可以稱之爲「好水」。

最近還有人將比水分子更小的小水粒，即所謂的「Cluster」（編按：水分子非單獨個體，而是由稱爲Cluster〔分子簇〕的小水粒形成的集團。被Cluster化的水，極容易做細微的迴旋，可通行於身體的各個角落，並爲細胞充分吸收，有人稱此爲水的奈米化。Cluster化的水可應用於生物、科技、藥品、農業，被統稱爲「機能水」或「微波動水」。）

**淨水器的水，除去了自來水中殘留的氯或其他化學物質，因此可以稱之為「好水」。**

列爲好水的條件，不過有關「微波動水論」（Cluster論），贊同與否定看法分歧，目前仍無定論。

由此來思考，「好水」可以解釋成「未受化學物質汙染，還原力強的水」。

市面上可以買到各式各樣的礦泉水。礦泉水所含的礦物質中，對人類最重要的是鈣和鎂。而且，這兩種礦物質是否均衡非常重要。因爲，經口攝取的鈣都儲存細胞內，不會進入細胞外液。鈣累積在細胞內，成爲動脈硬化和高血壓的原因，但如果均衡攝取鎂，就可以防止鈣的過度累積。鈣與鎂的比例約二比一，由此意義來看，富含鎂的「海洋深層水」，或是除了鈣和鎂之外，還均衡含有鐵、銅、氟等多種礦物質的硬水，也可以說是「好水」。

附帶說明，水的硬度可利用【（鈣的量×2.5）＋（鎂的量×4.1）＝硬度】的公式算出。在日本，此數值低於一〇〇的水稱爲「軟水」，一〇〇以上的水稱爲「硬水」。（編按：臺灣飲用水標準請參考「行政院環境保護署飲用水全球資訊網」。）

不過，有一點要注意的是，如果礦泉水裝在保特瓶中長時間放置，還原力會逐漸降低。

而且，所有的飲水都購買礦泉水，所費不貲。爲了每天能補充大量好水，不如使用具有還原作用的淨水器。

## 每天大量飲用「好水」能瘦身

走在紐約街頭，經常可見帶著水瓶的肥胖女性。原因是傳說攝取大量好水具有瘦身效果。

**僅喝水就能瘦身，聽起來好像是天方夜譚，但這是事實。**

喝水爲什麼能瘦身？這是因爲交感神經受到刺激，使能量代謝旺盛，而增加熱量的消耗。交感神經亢奮，會分泌腎上腺素。腎上腺素能活化脂肪組織中的荷爾蒙敏感性脂解酶，將三酸甘油脂分解成脂肪酸和甘油，使體內儲存的脂肪成爲容易燃燒的形態。

喝水能增加多少熱量的消耗？有實驗報告顯示，每天確實補充三次水分，每次五〇〇cc，大約可以多消耗三〇％的熱量。而且喝過水的三十分鐘之後，熱量燃燒率即可達到巔峰。

由此可知，養成每天喝一五〇〇cc好水的習慣，對於容易累積多餘脂肪的現代人而言，非常重要。

那麼，喝什麼樣的水效果最好呢？

對於這個問題，也有人做過實驗，答案是水溫不要超過體溫。這項實驗的結果顯示，二〇℃左右的溫水最能增加熱量的消耗。

溫水較佳的理由是，進入體內的水要加溫至人體的恆常溫度（平均約三六・五℃），需要使用相當多的能量。

人體具備各種功能，使體溫能保持一定溫度。例如，寒冬的早上排尿時身體會抖動。這是因爲累積在膀胱中的溫暖尿液一下子排出，身體藉著抖動盡可能快速的恢復失去的熱量。

喝下溫水之後，身體會利用各種方法使水溫達到與體溫相同的溫度。例如喝水後交感神經受到刺激，也是製造能量使體溫上升的作用之一。

不過，想要增加能量的消耗而飲用冰水，反而會帶來反效果。**太冷的水會使身體突然冷卻，可能造成腹瀉或身體狀況失調。**

近來，年輕人中體溫不到三六℃的「低溫症」病人有增加趨勢。體溫過低會爲身體帶來各種不良影響。健康者的平均體溫約三六．五℃左右，據說降低一度，新陳代謝會減弱五〇%。而且，三五～三六℃之間也是癌細胞最容易增殖的溫度，推測這是因爲酵素的功能鈍化而導致免疫功能下降。體溫較高，酵素的機能也比較旺盛。罹患感冒等疾病時，發燒就是爲了使身體提高免疫功能。

因此，由整個身體來看，除了夏天之外，飲水的溫度在二〇℃左右最爲安全，且有益健康。

## 補充酵素可避免飲食過量

但是不論喝多麼好的水，如果不改正過去的飲食生活，仍無法期待明顯的瘦身效果。所謂改變飲食生活，並不是指減少食物的量。**想要減掉多餘的體重，就攝取富含酵素的食物。這一點非常重要。**

盡量攝取含有豐富酵素的食物，身體自然會形成最適合的體重。因爲肥胖就是吃氧化的食物或經加工而失去酵素的食物造成的。

換一種說法，肥胖者產生的「飢餓感」，是吃了太多不含身體眞正需要的維生素、礦物質、酵素的食物而產生的。所以，**肥胖者並非因爲肚子餓而吃，而是身體爲了追求維生素、礦物質等微量營養素和酵素，使人產生飢餓感而吃。**這種飢餓感唯有攝取好的食物才能消除。只要將飲食內容換成富含酵素的食物，飢餓感很奇妙的自然消失。

也有些人即使酵素足夠，仍會因微量營養素不足而產生飢餓感。微量營養素主要爲維生素和礦物質，這些稱爲「輔酵素」（輔酶），是使酵素在體內充分發揮機能所不可欠缺的物質。

號稱對美容和健康有益名爲「輔酵素Q10」的產品，在日本大爲暢銷。但人類需要的輔酵素並非只有Q10而已，還需要攝取各種維生素、礦物質。

這種輔酵素的必需量其實不多。過去只要飲食均衡，就能獲得足夠的量。但是，現代的蔬菜、水果中含有的微量營養素變少了，才導致可能攝取不足。因此，如果換成均衡的飲食，仍會有飢餓感的話，建議可以利用補充劑來補充微量營養素。

瘦身時，除了食物的量之外，吃的方法也相當重要。肥胖的人幾乎都不太咀嚼，且進食速度過快，導致血糖快速上升，在飽足中樞發出飽足感之前已經吃得過多。**如果每一口咀嚼三十至五十次，單是這樣就可以自然減少食量**。

還有一點絕對要避免的就是消夜。睡覺時胃裡若還殘留食物，不論碳水化合物或蛋白質，幾乎都會因爲胰島素的作用而變成脂肪。

美國有一種名爲「No Carb Diet」（零醣飲食）的瘦身法。Carb即碳水化合物，也就是不攝取碳水化合物的瘦身法。實驗結果發現，消夜即使是攝取高蛋白食物，卻與碳水化合物同樣會讓人發胖。換言之，如果不改變飲食生活，採取零醣飲食不但無效，還可能使身體變成酸性，或引發骨質疏鬆等各種疾病，可說並非理想的瘦身法。

對身體而言，若能**以「正確的方法」攝取「好的食物」，並確實補充必要的「好水」，其實不需特別努力就可瘦身**。一旦實踐這種瘦身方法，**過瘦的人也能發胖**。

因爲吃消夜而發胖的人，會分泌大量胰島素，吃的食物都成爲脂肪而在體內囤積，另一方面，過瘦的人則是因爲無法分泌充分的胰島素，食物未完全消化與吸收就被排出體外。也就是說，兩者的結果雖然剛好相反，但是過胖和過瘦的原因卻是相同的。

養成對健康有益的習慣，並每天確實實踐，身體自然能維持最佳狀態。

## 改善排便的革命性方法

對許多女性而言，「便祕」與瘦身同樣是健康上的最大煩惱，每天使用便祕藥的人不在少數。

如反覆提到的，「藥」就是「毒」。腸子具有一個特性，就是受到藥物刺激後，如果不漸漸增加刺激強度，就會失去反應。相信服用便祕藥的人都知道，最初只要一顆就能通便，但是經常使用的話，藥效就會減弱而必須增加藥量，或是更換不同的藥物，否則即失去效果。

便祕是使腸相惡化的原因之一，必須盡早改善。如果吃的東西不能順利排泄，不論多麼好的食物，在腸內都會腐敗而產生毒素。到了這種狀態，腸內細菌的平衡很快會被破壞。便祕的人常長出痘痘，就是腸內產生毒素，而且無法順利排泄的緣故。

當然啦！最好是在自然狀態下規律的排便。要順利排便，需多吃富含酵素和膳食纖維的食物，大量補充好水，並沿著腸子的方向按摩肚子，或鍛鍊腹肌以刺激腸子。

如果這樣還無法順暢排便，我建議採用「咖啡灌腸」，用加了咖啡的水，再加入礦物質和乳酸菌生成劑來清洗腸子。（編按：網路上可找到詳細的實踐法，請謹慎使用。有健康憂患的人，最好在醫師的監督下進行。）

很多人擔心灌腸可能成癮，使腸子功能變差，但根據我的臨床資料，這種擔心是多餘的。反而是定期實施灌腸的人，腸子功能健全，而且沒有宿便，腸相非常美麗。

相對的，常使用便祕藥的人，不論是化學藥品、中藥或天然的花草茶，腸壁都完全變成黑色。而且越吃藥腸子的功能越差，也越容易形成宿便，使腸相不斷惡化。

我的醫師友人中，有人身體健康，仍每天作兩次咖啡灌腸。他並非排便不順，而是爲了排清糞便。爲什麼要做咖啡灌腸？原因是即使排便順利，腸內仍可能殘留有異常發酵或未完全消化的東西。特別是大腸的左側，容易累積宿便，最好盡快將它們排出體外。這位友人接受我的建議，養成咖啡灌腸的習慣超過二十年，身體狀況比起過去明顯改善。

我自己每天也進行一、兩次咖啡灌腸。主要是清洗大腸左側，即使一天兩次，也不會妨礙負責消化吸收的小腸的功能。

## 避免消耗奇妙酵素的生活習慣

酵素主宰了人類所有的生活與生命能源。什麼時間醒來、什麼時間睡覺也與酵素有關。例如明天打算幾點起床，抱著明確的意識就寢，第二天往往就能在差不多的時間醒來，這就是酵素的功能。

因為，**思考本身就是酵素在腦中發揮作用**。

人類活動雙手、活動眼睛、使用頭腦等，所做的一切行為也都是藉助酵素發揮功能使然。

人類的身體爲了健康的維持生命，具備保持「恆定性」（體內平衡）的功能。例如受傷處能漸漸痊癒、曬黑的皮膚會慢慢恢復原來的顏色，都是拜身體恆定性之賜。

恆定性會敏感反應身體的異常，並恢復原來健康而正常的狀態。因此，過度激烈運動、平常十一點左右睡覺的人三點才睡，或習慣六點起床的人提前四點起床等，調整這些「異常」的也是酵素。

這種異常如果偶爾出現，身體能自動調節。但是當「異常」反覆、持續發生，會消耗奇妙酵素，破壞身體酵素的均衡狀態。

因此，**規律的生活是防止消耗奇妙酵素，維持身體健康不可欠缺的習慣**。

從年輕時代起就經常熬夜，生活不規律的人，會浪費奇妙酵素。所謂過勞死，也就是奇妙酵素消耗殆盡而死。

經常熬夜，生活不規律的人，會浪費奇妙酵素。所謂過勞死，也就是奇妙酵素消耗殆盡而死。

醫師的工作相當辛苦，但我從醫超過四十五年，沒有因爲身體狀況不佳而休息。原因就是我養成了不浪費奇妙酵素的生活習慣。我的生活習慣將在後面公開，不過每個人都有各自的生活節奏，我並沒有要大家模仿的意思。

即使生活節奏不同，但保持生活的規律絕對是維持健康所必要的。我的生活型態若有值得大家參考的地方，是我的榮幸。

## 穀物營養成分比較表

| 營養成分／穀物 | 蛋白質／公克 | 脂質／公克 | 碳水化合物／公克 | | 礦物質／毫克 | | | |
|---|---|---|---|---|---|---|---|---|
| | | | 醣 | 纖維 | 鈣 | 磷 | 鐵 | 鉀 |
| 白米 | 6.8 | 1.3 | 75.5 | 0.3 | 6 | 140 | 0.5 | 110 |
| 玉米（精製） | 10.6 | 1.7 | 71.7 | 0.8 | 11 | 240 | 1.8 | 180 |
| 小米（精製） | 10.5 | 2.7 | 72.4 | 0.5 | 11 | 190 | 2.0 | 330 |
| 糙米 | 7.4 | 3.0 | 71.8 | 1.0 | 10 | 300 | 1.1 | 250 |
| 莧米 | 14.9 | 6.0 | 55.3 | 7.4 | 160 | 540 | 9.4 | 600 |
| 小麥粉（高筋麵粉類） | 11.7 | 1.8 | 71.4 | 0.2 | 20 | 75 | 1.0 | 80 |
| 蕎麥 | 12.1 | 3.1 | 68.5 | 1.0 | 17 | 400 | 2.8 | 410 |
| 稗米（精製） | 9.8 | 3.7 | 72.4 | 0.8 | 12 | 270 | 1.7 | 320 |

資料來源：日本科學技術廳資源調查會

# 新谷醫師不浪費奇妙酵素的每日作息

## 上午

- 早上六點起床。
- 醒來後先在床上輕鬆活動四肢，然後起床打開窗戶，對著清晨的新鮮空氣進行深呼吸，以排出累積在肺中的汙濁氣體。
- 之後再躺回床上，以仰臥的姿勢，進行左右交互抬手和交互抬腳，以及兩手同時舉高和雙腳同時抬高等輕鬆運動。
- 接著做伸展柔軟體操，慢慢使身體的血液和淋巴腺加速流動。
- 待血液充分循環後從床上起身，左右手各向前用力推百下，然後隨著音樂做五分鐘體操。

●這些動作全部結束後，慢慢喝下五〇〇～七〇〇cc溫度約二〇℃左右的好水。

●經過大約二〇分鐘，估算水移動至腸子時，先吃含有豐富酵素的新鮮水果，三〇～四〇分鐘後再吃早餐。

**小叮嚀**

**早餐主食是將糙米與五～七種雜糧混合而成的米飯或粥或麵食，配菜包括溫蔬菜、納豆、海苔或海帶。**

## 中午

●上午十一點過後，喝大約五〇〇cc水。

●經過大約半小時之後吃水果。外出或身邊沒有準備水果時，則省略。

● 中餐多半是家裡準備便當。偶爾也和友人一起用餐，但基本上還是以糙米和雜糧爲主食的餐點。

● 飯後午睡二〇～三〇分鐘左右。小睡片刻可消除上午的疲勞，以清晰的頭腦應付下午的診療。

### ♥ 小叮嚀

很多人將水果當作飯後甜點，但我建議盡可能在餐前半小時吃。因爲含有豐富酵素的新鮮水果容易消化，飯前吃可促進胃腸的功能，並能使血糖值稍微上升，可防止用餐時吃的太多。

用餐時盡可能先吃沙拉之類未經加熱調理的食物，可幫助消化。以肉或魚等動物性蛋白質爲主菜的排餐，先出沙拉是有其意義的。

**生的蔬菜不太可能多吃，若用熱水久煮又可能失去酵素，因此我常稍微燙熟或蒸熟（溫蔬菜）來吃。**

## 晚上

- 吃過中餐之後，盡可能地不要吃點心，到了下午四點半左右，再喝五〇〇cc的好水。
- 經過半小時吃水果，三〇～四〇分鐘後吃晚餐。
- 晚上六點至六點半左右吃完晚餐。晚餐若是新鮮的食物，烹調好之後應立即食用，並充分咀嚼。晚餐內容與早餐大致相同。
- 飯後喝什麼飲料都無所謂，但我盡可能避免咖啡或綠茶，只喝不使用化學肥料栽培的花茶、蕎麥茶、麥茶等。要注意的是，這些茶都經過烘焙，爲了避免氧化，應確實密封保存，而且開封之後要盡快喝完。

● 用完晚餐，大約五個小時後就寢，在這段時間中不再吃東西和喝水。夏天容易口渴，有時在就寢的大約一小時前喝一杯水潤喉，但深夜最好避免攝取水分。

♥ **小叮嚀**

我每天會吃很多水果。我認爲水果可以想吃多少就吃多少，但要記得在飯前食用。

我們家人吃東西都充分咀嚼，因此用餐時不太說話。要說話，也是等到食物完全吞下，口中沒有任何東西時才說。一方面這是基本禮儀，另一方面也可以防止食物進入氣管，或是將空氣與食物一起吞入腹。

# 疲勞時小睡五分鐘

我在中餐後有午睡二十至三十分鐘的習慣，另外，在覺得疲倦時，也會小睡五分鐘。

午睡時最重要的就是採取輕鬆的姿勢。我大多趴在桌上睡，但只要覺得舒服，坐在椅子上，蹺著腳睡也無妨。

儘管只是短短二十分鐘，卻可以除去身體的疲勞，換言之，就是身體的恆定性充分發揮功能。短暫的休息或睡眠能使減緩的血液循環、淋巴流、神經和內分泌等身體所有機能恢復正常。

爲什麼讓身體休息能夠提高身體的恆定性呢？下面是我的推論。

起床後的所有活動，都會使用酵素。**若以舒適的**

**短暫的休息或睡眠能使減緩的血液循環、淋巴流、神經和內分泌等身體所有機能恢復正常。**

**姿勢休息**，此時，身體各種機能也跟著暫停。**即使只有十五分鐘，之前爲了活動而使用的酵素，因爲突然停止消耗，便會轉而活化恢復疲勞部位或維持恆定性。**

實際上，感覺想睡或疲勞時，五分鐘也好，十分鐘也好，稍微休息很快就可以恢復。如果勉強帶著疲勞或睡意持續工作，很難提高效率。因此最近很多企業已體認到午睡的效果，甚至在公司內設置供員工小睡的場所。

我的診所將中午十二點至一點定爲休息時間。但由於是醫療院所，所有員工無法同時休息，因此採取輪流午餐和休息的方式。休息中的員工，除了急救之外，原則上不處理事情。因此我的診所在中午時間，醫師和護士們各自以感覺舒適的姿勢午睡。

睡眠對人類身體的節奏扮演了非常重要的角色。從規律生活的代名詞「早睡早起」就可以了解。幾點睡覺、幾點起床，以及用餐時間、午睡時間都固定的話，可減少身體保持恆定性上的負擔，而減少奇妙酵素的消耗。

現在，我最大的煩惱是「時差」。我的生活以紐約爲中心，每年回日本兩次，每次待兩個月。紐約與日本的時差達十三至十四小時，常讓我困擾。

由於晝夜正好顛倒，身體需要兩個星期左右才能完全習慣新的節奏。但若仔細觀察自己的身體。腎臟、肝臟、胃腸等的功能完全調整過來，常需要更長的時間。

「瞌睡」是身體節奏自然產生的反應，對身體而言，在此狀態下可以成爲最好的睡眠。有人因失眠而經常服用安眠藥或睡眠導入劑，這種藥由於直接對腦部作用，因此非常危險。安眠藥會大量消耗腦部的酵素，推測經常服用可能會比一般人更容易、也更早造成失智或阿茲海默症。經常服用安眠藥的人，一旦出現嚴重健忘，就是危險信號。所以絕不可輕易服用安眠藥。

只要規律生活，白天感到疲倦時小睡片刻，使身體保持恆定性，即使不使用安眠藥，晚上也能自然入睡。

**安眠藥會大量消耗腦部的酵素，推測經常服用可能會比一般人更容易、也更早造成失智或阿茲海默症。**

## 運動過度有百害而無一利

健康的生活中，適度的運動是必要的。

我每天早上都做自創的體操。

人類的身體有「血液與淋巴的流動」「胃腸的流動」「尿液的流動」「空氣的流動」與「氣的流動」等五個流。它們暢行無阻，是維持健康絕對必要的，使五個流發揮正常功能的正是「運動」。

活動全身可以改善血液循環和淋巴的流動，並使全身的新陳代謝旺盛。新陳代謝良好，就容易供應身體酵素活性化不可欠缺的維生素與礦物質，製造出酵素易於發揮功能的環境。於是，身體所有功能改善，自然增進健康。

不過，這是指「適度的運動」而言。

過度的運動反而有害健康。因爲，**運動越多越可能在體內產生自由基**。

我們常見到在慢跑途中因心臟病突發而死亡的情形，可知過度的運動對身體絕對不好。

很多女性有每天慢跑的習慣。二十幾歲的年輕女性，如果每天跑十公里，你知道她們是什麼樣的體型嗎？

看看女子馬拉松選手就可以知道，身體骨瘦如柴，胸部和臀部扁平。這是女性荷爾蒙未充分分泌造成的結果。

人類身體的恆定性，會因爲過度做某些事情而破壞。**不論什麼事情，對身體而言都必須「適當」**。這裡所說的「適當」，並非意味著隨隨便便。而是指包括體力、生活、精神層面在內，最適合個人的運動。英語稱爲「Moderation」（適度）。

Moderation因人而異。例如我每天早上做的運動，是經過各種嘗試和組合，才創造出最適合我個人的運動。過去完全不運動的人，做我的運動可能會覺得吃力，並產生壓力。壓力會在體內產生大量自由基，勉強自己運動反而得不到運動的效果。

Moderation有個人差異，在此前提之下，**一般人理想的運動大致是每天以**

**自己的步調，步行三至四公里的距離。**

還有一點，就是**只要有空，就閉起眼睛深呼吸。**

運動的好處之一是可以改善肺部空氣的循環。肺部獲得新鮮的空氣，可促進新陳代謝，血液、淋巴流以及胃腸的功能也隨之改善。

爲了健康並不需要過度的運動，每天深呼吸數十次，即可充分獲得足夠的氧。而且，深呼吸能刺激副交感神經，使精神狀態安定，還具有提高免疫功能的效果。

建議大家在沒有壓力的範圍內，每天持續享受「適合個人的運動」之樂。

**運動與飲食同樣，「持續」能產生莫大的「力量」。**

壓力會在體內產生大量自由基，勉強自己運動反而得不到運動的效果。

## 性生活是健康的指標

討論健康的生活習慣時，還有一項不可欠缺的，就是「性生活」。最近有不少與性有關的問題，例如年輕夫妻的無性生活、不孕、勃起障礙等。我認爲健康的眞正意義，應是包括性生活在內，身體所有的功能都保持「現役」狀態。

不論看起來多麼健康的人，到了六十歲以上，被問到有關性生活的問題時，回答「我已經沒有這方面的功能了」或「已經失去這方面的興趣和欲望」的人越來越多。

但從醫學的觀點來看，這是很不正常的事。性生活到什麼年紀結束？我認爲持續到死亡爲止應是理所當然的事。

以機能而言，**健康的男性在七十五歲以前每天早上勃起；健康的女性五十五歲以前還有規律的經期，很正常**。

女性比男性早大約二十年衰退，與懷孕和生產有關。懷孕是在自己體內製造一個新的生命，會對母體帶來極大的「肉體壓力」。肉體壓力與精神壓力完全不同，它會對身體造成非常大的負擔。

要承受如此大的肉體壓力，畢竟需要「年輕」作爲本錢。生產可說是有生命危險的行爲，而且年齡越長這種風險越高。懷孕期母體需要使用較多的鈣質，身體酵素的消耗量也會因爲胎兒而大幅增加。可應付此負荷的奇妙酵素，年輕時再生能力較高，但會隨著年齡的增長而衰退。

身體的功能必然隨年齡而降低。人類可活到百歲，我認爲女性在人生半百之際結束生育機能，不再給身體製造負擔，乃是爲了在人生後半快樂生活所具有的自我防衛本能之一。

男性方面，由於沒有懷孕與生產的重大肉體風險，因此保有了比女性長的生殖能力期。所以男性只要身體健康，一生都可製造精子。

九十歲時仍精力充沛地從事藝術活動的**知名畫家畢卡索，在六十七歲時獲得一子；喜劇泰斗卓別林一生結過四次婚，最小的孩子是在他七十三歲時出生**。日本老牌演員上原謙和歌舞伎名伶中村富十郎，都分別在七十一歲和七十四歲時當上父親。

請別誤解，我並不是鼓勵大家高齡「做人」。我的意思是**保持能夠「做**

**人」的身體，與保持健康是相關的**。上述四位高齡父親的共同點，是健康的身體和長時間活躍在他們的工作領域。當然酵素也與性生活有很密切的關係。不浪費奇妙酵素的生活習慣，一定能維持較長的性功能。

## 停經後更能享受快樂的性生活

很多女性在停經後，表現了抗拒性生活的態度。

但是，不能夠再生育，與是否繼續性生活，兩者完全沒有關係。

確實，停經後性荷爾蒙的分泌減少，會出現陰道的潤滑不足，或是胸部失去彈性等各種肉體變化。對於這些現象，不應負面解讀，反而應該正面看待，例如終於擺脫經期困擾、從顧慮可能懷孕的精神壓力中解放出來、可以純粹享受精神與肉體的性樂趣等。

不論男性或女性，到了某個年齡，荷爾蒙的分泌會出現變化，性的欲望也隨之衰退。但即使頻率減少，男女享受性生活的樂趣仍非常重要。

男性就算不仰賴威而鋼之類的藥物，只要稍微下點功夫即可提高性功能。最簡單的方法，就是**做愛的大約一個小時前，喝五〇〇cc的水**。喝水後，膀胱累積水分，攝護腺受到刺激，就可提高勃起能力。不過，啤酒和茶等飲料卻得不到這樣的效果。原因是咖啡因和酒精反而會讓血管收縮。

很多上了年紀的男性常說：「那檔事麻煩又累人，現在已經沒有興趣。」但眞正有愛情的夫妻或男女，性生活絕不會讓人疲勞或浪費體力。因爲醫學上已經證實，**精神和肉體的幸福感能提高人體的免疫力**。

男性都希望永保年輕，並受到女性愛慕。同樣的，女性也希望永遠美麗，對男性有吸引力。持續抱持這種心情，是實現健康、長壽不可缺少的。

**任何事情都一樣，先放棄的一定是失敗的一方**。「算了」「不行了」，精神上放棄後，肉體的老化也會提早表現出來。

**永不放棄。這是健康、長壽的一大祕訣**。

PRAT
4

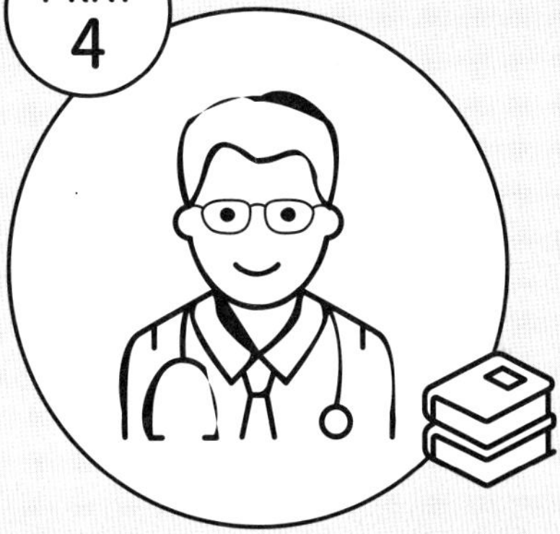

# 傾聽生命劇本，喚醒自癒力

## 維持生命的機制

近百年來，醫學的進步日新月異。但是患病的人數並沒有減少，反而年年增加。如果醫學眞的不斷進步，爲什麼病人卻沒有減少呢？

原因可能是現代醫學一開始就走錯了方向。

現代醫學以「治療」，亦即以治癒疾病爲出發點。我認爲這是錯誤的。醫學若不在健康的狀態下掌握身體，思考如何才能維持健康，「眞正的醫學」就無法成立。

我從醫以來就很認眞地研究飲食與健康的關係。主要是因爲我診療過許多美國人的胃腸，發現胃相和腸相是了解健康非常好的指標，改善胃相和腸相更是保持健康的捷徑。於是我一方面爲了幫助受疾病所苦的病人，致力於大腸內視鏡息肉切除技術的開發與普及，同時不斷的探索人類罹患疾病的根本原因。

我閱讀各種論文、請病人協助進行調查、收集臨床資料、用自己的身體檢驗藥物的影響，甚至學習野生動物的生活。最後獲得的結論就是——**「人類違反一切大自然的法則（亦可說是神的旨意）就會生病」**。

野生動物幾乎看不到所謂的生活習慣病。相反的，這也顯示在沒有醫師和藥物的野生世界中，生病就意味著死亡。

野生動物也幾乎沒有類似人類的「未病」狀態。原因就是牠們都依照自然的法則過生活。

**生命本來就具備了能夠健康的走完壽命的機制**。沒有一個生命是出生後立即生病的；有些嬰兒不幸帶著先天疾病來到人間，這是在生命發生的階段，因爲遺傳或環境的某種不良影響所致。原因不明的先天或後天疾病，並非沒有原因，只是原因尚未了解而已。

**爲了健康的生存，生命都帶著必要的「劇本」來到人間，我稱之爲「生命劇本」**。簡單的說，動物爲了生存，「本能性的知道」必要的事。換言之，野生動物本能的知道生命的劇本，並按照劇本而生活。

肉食動物的「牙齒」與草食動物的「牙齒」不同，就表示大自然的眞理告訴各種動物應該吃什麼食物。我們人類的牙齒排列，也是根據自然的道理組合而成。

可知人類也有「生命劇本」，但是我們自己卻傲慢的無視於它的存在。

使人類無視於以自然眞理爲依據的「生命劇本」的，乃是人類無止境的「欲望」。「思考」是神賦予人類特殊的恩寵，但是人類卻誤用了這種能力，以爲自己是比其他動物都高等的生物，把其他動物當作家畜或寵物看待，依自己的意志來支配。

過去人類建立的文化，在某種意義上就是「欲望」的文化。例如爲了滿足享受更美味食物的欲望，超出自然法則所規範的食物範疇；爲了滿足使生活更便利的欲望，發明各種文明的利器，破壞自然環境；更輕鬆栽培作物的欲望，而發明農藥；爲獲取更多土地和金錢的欲望，則產生了戰爭。

今天的人類社會，或許就是以疾病的形態，付出這種不斷擴大「欲望」和「便利」的代價。

人類也是大自然的一部分。身爲大自然的一部分，要健康生活，就必須遵守自然的法則。也就是傾聽自己所具備的「生命劇本」。身體肥胖仍感覺飢餓，是因爲必要的營養素不足。腹瀉或便祕，是因爲吃了不適合身體的食物。罹患疾病，則是因爲無視於生命劇本的存在。

因此，我認爲未來的醫學不應只是全力克服疾病，而應回到自然的法則上，傾聽生命的劇本，重新喚醒自己原本具備的自然治癒力，轉爲充實生命的醫學。

## 依器官分科的醫學使醫師能力變差

若要學習自然法則，首先應停止目前依器官分類的醫學。因爲**依器官分類的醫療，是「見樹不見林」的醫療**。在大自然中，任何事物不可能單獨成立。一切都相互影響，保持平衡。

近年，「建造森林，維護海洋」已成為共識。主要是因為，海裡的魚快速減少。漁民調查後發現，起因於開發山地而大規模採伐樹木導致，並發起造林運動以喚回魚群。乍看之下，山上的樹木與海中的魚群似乎沒有關係。但是，在大自然的循環中兩者息息相關。

人類的身體也一樣。六十兆個細胞雖然各自活動，但是在血液與淋巴的流動、胃腸的流動、尿液的流動、空氣的流動、氣的流動等五個流的媒介之下，緊密的相互作用，進行生命活動。

若無視於這些流的存在，試圖將胃、腸等當作單獨的器官來解決問題，有其難度。若這種依器官來分類的醫療繼續進步，那麼醫師將不再是醫師。因為除了自己的專門領域之外，還能夠對其他器官和病人的整個健康狀態做綜合性診斷的，才稱得上是真正的醫師。

例如明明覺得病人臉色不佳，但因為自己是胃腸科醫師，就用內視鏡檢查胃腸的狀況。以為胃腸沒有息肉或癌細胞即判斷沒有問題，那就太馬虎了。

有人稱我為「全美首屈一指的胃腸內視鏡外科醫師」，但我並不認為自己有特別的才能，我只是每天傾聽病人身體的聲音來進行診斷而已。

今日的美國，乳癌病人接受大腸鏡檢查已相當普及，最初提出此論點的就是我。當時，有人稱讚這是新谷醫師了不起的發現，但是在我看來，其他醫師如果也診察病人的整個身體，相信也能理解。

**我看到癌症病人時，即使不檢查他們的身體內部也能感覺到他們患病了。**這很難用言語來說明，總之，好像自己的「氣」可以感覺到一般。聽我這樣說，大概很多醫師不以爲然。不過，這絕非單純的「第六感」，而是累積豐富臨床經驗所獲得的「直覺」。

曾經有一位三十八歲女性指著上腹部對我說：「醫師，我這個部位好像有癌症。」我的直覺也的確如此。

她來找我之前，曾在好幾個醫院接受檢查，但結果都是「沒有異常」。我使用內視鏡仔細檢查，也沒有發現癌症。我認爲她年紀還輕，應該不需要擔心，但是這位病人不斷強調身體不適，於是我從十二指腸將造影劑注入膽管，以X光來檢查。膽管非常細，無法使用內視鏡檢查，而且將造影劑注入膽管來檢查也相當罕見。

但結果眞的在膽管中發現了小指指尖大小的腫瘤。

我決定兩個月後再爲她做一次內視鏡檢查。經過兩個月，她的胃部出現一小塊潰瘍。我切下潰瘍組織檢查，發現胃黏膜下方已出現硬胃癌。硬胃癌是惡化快速，很難早期發現的癌症，如果發生在黏膜下方，幾乎無法用內視鏡檢查出來，是一種非常可怕的疾病。如果我當初沒有安排她兩個月後再檢查，可能演變成致命的疾病。

醫師進行診療時，面對一名病人的時間相當有限。在這麼短暫的時間內，醫師必須全神貫注，接收病人身體發出的求救信號。就跟兩名劍客對決時，屏息以對是一樣的情況。但遺憾的是，願意傾聽病人身體聲音的醫師越來越少。

原因就在依器官分科的醫療方式實施得越來越徹底。

相信大家都有經驗，病人在就診之前自己必須先決定要看哪一科。進入

**願意傾聽病人身體聲音的醫師越來越少。原因就在依器官分科的醫療方式實施得越來越徹底。**

診間，醫師會問：「今天怎麼了？」病人若回答：「胃痛。」醫師就會檢查胃部，看看是否有異狀。如果胃部沒有問題，就會告訴病人：「還好，沒事。」然後讓病人回去。除非病人自己要求進一步檢查，否則診察工作到此結束。更過分的醫師，甚至會拒絕病人的要求：「只是心理作用，不需要做檢查。」

但如前面我的經驗可以了解，醫師有必要更認真的傾聽病人的心聲。

對於這種依器官來分科的醫療現狀，我只有感到悲哀。因爲這樣的方式很難培育出眞正的醫師。更糟糕的是，還廢除了實習醫師制度（編按：日本於一九六八年廢除實習生制度，醫學系畢業生取得執照便能以實習醫師身分在醫院工作。），在醫師取得執照之際，他就可以決定自己的專科。這種作法使醫師失去學習自己專科以外器官的機會。

我位於紐約的診所，在檢查時爲了將病人的不安與負擔減至最低，會同時進行其他器官的檢查。例如在胃腸內視鏡檢查之前，先做全身檢查，從全身的皮膚狀態、血壓、脈博、血氧、甲狀腺、淋巴腺到關節與肌肉有無異常。女性還會進行乳癌檢查（當然需先取得病人同意）。

若病人為女性，在大腸內視鏡檢查之前還會先詢問病人：「要不要一併做子宮頸癌的檢查？」如果同意，即先將大腸內視鏡插入子宮進行檢查。其實，不論是否檢查子宮，花費的時間並沒有什麼差別。但對病人而言，無需另外到婦產科受內診之苦，大多樂於接受。

我的專長是胃腸，但子宮、攝護腺、乳癌等都會檢查。病人樂於接受這些檢查內容，身為醫師，我自己也可以藉此學習。

## 捨「今夜的烤肉」，選「十年後的健康」

我為病人做各種檢查，也學習到各種事情。

例如，做乳癌檢查時，詢問病人的飲食習慣，即了解到不少飲食與疾病的因果關係。罹患乳癌的人，很多人愛喝咖啡，經常食用牛奶、乳酪、優酪乳等乳製品，並以肉食爲主。有這種飲食習慣的人，即使未罹患乳癌，也有不少人出現「乳腺症」的症狀。換言之，咖啡、乳製品、肉食的組合容易引發乳腺症，如果不改善飲食生活，演變成乳癌的可能性相當高。

了解這種情形之後，對於乳腺症的人，我一定勸告她們改善飲食習慣。每次問乳腺症病人：「妳是不是喜歡咖啡、乳製品和肉類？」她們都睜大眼睛，驚訝的回答：「你怎麼知道？」當我告訴她們過去的臨床資料後，幾乎所有人都會確實的接受勸告，改善飲食生活。

就如前面所說的，**病人的身體告訴我的，都成爲我治療的根據**。我對病人生活習慣的建議也立基於此。例如**改善飲食加上每天按摩乳房五分鐘，對於乳癌的預防相當有效**，就是臨床上的心得。依據我長年建立的臨床資料，乳房的血液或淋巴流容易阻塞的人，藉著每天按摩乳房一、兩次，結果沒有一個人發生乳癌。

**罹患乳癌的人，很多人愛喝咖啡，經常食用牛奶、乳酪、優酪乳等乳製品，並以肉食為主。**

我不知其他乳癌專門醫師在乳癌的預防上，是否也會做同樣的建議。但接受我建議的人，後來再見面時，不但沒有發生乳癌，甚至乳房組織還變得更加平滑。

**身爲醫師，我由衷感到高興的，不是治癒疾病，也不是被稱爲名醫，而是對於可能致病的人，提出正確的建議，使他們都更爲健康。**

這種經驗不斷累積，讓我更加深刻的體認到「飲食」的重要。

但是，現代卻有不少對身體有害的食物被誤認爲「好的食物」。

我從醫以來只要有機會，就闡述「飲食與健康的關係」和「危險的食物」，但可惜並未能改變大眾的觀念。所以我很擔憂依器官來分科的醫療越來越徹底，年輕醫師很難有機會像我這樣在臨床上學到並擴充知識。

未來的醫學，最必要的就是預防醫學。要確立正確的預防醫學，正確的飲食知識絕不可少。要改變成年人已根深柢固的觀念非常困難。除非本人罹患了疾病，否則在未病階段的人，相信選擇「今晚的烤肉大餐」的人會多於「十年後的健康」。

而今我只能寄望下一代的教育。以前常聽說智育、體育、德育爲教育的三大支柱，我希望能再加入「食育」，透過教育或醫療的場合宣導，讓更多人獲得正確的飲食知識。

依照營養學計算熱量，加上錯誤理論所施行的學校營餐午餐非常危險。在此意義上，改革學校營養午餐以及以學童爲對象的食育，是迫切的課題。

## 人類的生存全拜微生物之賜

你知道魚在海裡死亡後結果如何？觀察海底的狀況，並沒有堆積的魚類屍骸。那麼，魚的屍骸到哪裡去了？

答案是「消失了」。屍骸被海中的微生物一點一點分解，在不知不覺中消失不見。

我們的世界裡充滿了肉眼看不見的微生物。即使是乾淨的空氣中，每一立方公分也有大約一千個微生物。高度一萬公尺的上空、地下一萬公尺的深處，也有微生物存在。當然海裡有無數的微生物。而我們人類的腸子裡也有許多稱爲「腸內細菌」的微生物。

也就是說，我們人類是與微生物一起生活著。

人類的腸子裡棲息著大約三百種，合計百兆個腸內細菌。它們並非單純棲息在腸內而已，而是會幫人類做許多事情。其中**最重要的，就是製造生命力之源的酵素**。估計腸內細菌能夠製造出大約三千種酵素。

**腸內細菌有「益菌」與「壞菌」之分**。一般而言，例如乳酸菌這類能對人體發揮正面功能的稱爲「益菌」，能使食物腐敗，或有害身體的稱爲「壞菌」。

簡單的說，益菌就是帶有抗氧化酵素的細菌。當腸內產生自由基，益菌就會犧牲自己，在體內製造抗氧化酵素，中和自由基。

腸內有無數稱爲絨毛的小突起，這些絨毛突起之間含有屬於益菌的乳酸菌。絨毛中能放出與免疫系統有關的白血球和自然殺手細胞（NK細胞），它們與異類蛋白質、細菌、病毒、癌細胞等戰鬥時，會產生大量的自由基。乳酸菌則扮演清理戰場的角色，爲人體除去自由基。

下面是我的推論。因益菌不足等某種原因，未完全被中和的自由基可能使非常纖細的絨毛發炎，或引起潰瘍性大腸炎或克隆氏症。

另一方面，壞菌具有破壞不消化物等的作用。雖然被認爲是壞菌，但是也可以將它們視爲，爲了使不消化物較快從體內排出，而引起異常發酵，產生有毒氣體，刺激腸子，以促進氣體與糞便的排泄。

因此，腸內細菌到底是善是惡，有時很難區分。推測**壞菌也有其必要功能，因而棲息在體內**。

通常，對人類有益的細菌稱爲「益菌」，

更需要關注的是整體的平衡。如同蛋白質這樣重要的營養素，攝取過量也會在體內產生毒素一般，壞菌過多固然不好，但是在維持健康上，卻是不能缺少的細菌。

會產生毒性的稱爲「壞菌」，對人類沒有幫助也沒有毒性的細菌稱爲「中間菌」。我認爲這種分類方式過於草率，更需要關注的是整體的平衡。如同蛋白質這樣重要的營養素，攝取過量也會在體內產生毒素一般，壞菌過多固然不好，但是在維持健康上，卻是不能缺少的細菌。

腸內細菌的平衡相當微妙。微生物是非常脆弱的生物，而且容易受環境影響，在適合繁殖的環境裡，可能一口氣增殖數千，甚至數億倍，但是環境不佳的話又會立即死亡。

中間菌性質曖昧，當周圍大多爲益菌時，它們也會放出抗氧化酵素，但相反的，周圍壞菌較多時，它們又會放出氧化酵素，成爲壞菌。也就是說，在好壞菌中哪一方占多數，它們就加入哪一方。

人類厭惡壞菌，但是營造壞菌增生環境的卻是個人自己。因此不可對本身不良的飲食和生活習慣視而不見，僅責怪微生物。中間菌會成爲益菌還是壞菌，是決定於每個人自己的行爲。

## 營造益菌增殖的腸內環境

酵素是生物生存不可欠缺的物質，但是有人說人類本身能夠製造的酵素的量卻是固定的。**人體無法再製造酵素時，生命也將結束。**由此來思考，可以說**「奇妙酵素＝生命力」**。

最會消耗這種重要酵素的，就是自由基。現代社會是一個容易發生自由基的環境，精神壓力、空氣汙染、紫外線、電磁波、細菌或病毒的感染、X光或放射線等，都會使身體產生自由基。

自由基的發生原因中，除了這些外在因素外，有不少是可以藉自己的意志來防範的，例如吸菸和飲酒的習慣、食品添加物的攝取、服

**自由基的發生原因中，除了這些外在因素外，有不少是可以藉自己的意志來防範的，例如吸菸和飲酒的習慣、食品添加物的攝取、服用藥物等。**

用藥物等。這些因素所消耗的酵素，數量非常龐大。如果不下定決心改善，長久下來必定會出現疾病。

假設原本人體內酵素的量是一定的，那麼只有靠自己建立益菌容易製造出酵素的腸內環境了。換言之，營造一個容易使帶有抗氧化酵素的益菌繁殖的腸內環境，是人類唯一能使酵素增加的方法。

我常**建議病人多吃富含酵素的食物；這些食物都是能讓益菌繁殖，製造出奇妙酵素的原料**。

人體一開始就不斷累積好的因素，自然能形成良性循環。吃好的食物、喝好的水、養成好的生活習慣，久而久之，腸內環境自然改善，而製造出豐富的奇妙酵素，使人能夠獲得充滿生命力的人生。

相反的，任何一個不良習慣都可能打亂這種良性循環，變成惡性循環。例如經常吃肉或乳製品等動物性食物會影響消化吸收，導致腸內環境惡化。腸內環境惡化之後，益菌減少，中間菌轉化成壞菌，形成很難與自由基對抗的環

**營造一個容易使帶有抗氧化酵素的益菌繁殖的腸內環境，是人類唯一能使酵素增加的方法。**

境。在消化吸收能力降低的腸子裡，未消化的食物腐敗，占多數的壞菌以這些腐敗的物質作爲營養，大量製造出毒氣。

屁聲連連，而且氣味奇臭的人，就是肚子裡形成了惡性循環。餵食母乳的嬰兒，糞便沒有什麼異味，原因是僅攝取活的食物。母乳不足而餵食牛奶的小孩，糞便氣味明顯不同。

腸內環境不佳的人，免疫機能仍會發揮作用與腸內的毒素對抗，但是戰鬥結束後產生的自由基，卻欠缺益菌加以中和，因此很難阻止自由基的危害。被自由基破壞的腸壁上，就可能出現息肉或癌細胞。

良性循環所依賴的就是腸內環境。我們能做的是注意飲食和生活習慣，營造好的腸內環境。體內確實形成良性循環以前，需要付出相當大的努力，但體內一旦實現良性循環，每個月偶爾一、兩次喝酒、吃肉，過去所累積的奇妙酵素應足以應付。

請記住，每天累積酵素，將可幫助我們萬一需要時使用。

## 人體與土地的關係密不可分

歐美人食用動物性食物的歷史遠較日本人長久，但是他們的腸內均衡被破壞的狀況卻不及日本人。我一直在思考爲什麼日本與美國人的胃腸狀況有這麼大的差異。

推測有幾個原因。

首先是長久以來雙方飲食文化的差異。歐美人的肉食歷史已持續數百年，日本人則從明治時代才開始，距今不過一百五十年左右。而且，長期以來以穀物和蔬菜爲主的日本人，若依體格大小的比例來看，腸子的長度大約是歐美人的一．二倍。腸子較長，食物排出體外所需的時間增加，肉食對腸子的影響必然也比較大。

另一個原因是「土壤」不同。佛語有「身土不二」的說法，意味著人類的身體與土地有不可分割的關係。今天，我們可以吃到世界各地的食物，但是飲食的基本原則，是生活在這塊土地上的人，就應該吃這塊土地上栽培的作物。因此，人的健康自然依所居住的土地狀態而異。

很久以前，我第一次見到美國市場上所賣的蔬菜，大得讓我驚訝。例如日本的茄子、黃瓜等明顯比美國小了許多。當時我以爲種類不同，但事實上，**將日本的蔬菜種籽拿到美國種植，結出的果實眞的比日本要大**。原因是美國土壤中含有的鈣質等礦物質和維生素的量都遠比日本的土壤多。以菠菜爲例，美國菠菜的鈣質含量達日本產品的三至五倍。

另外我還看過一項資料，美國的花椰菜每一〇〇公克中的鈣質含量達一七八毫克，日本產品同樣一〇〇公克中卻只有五七毫克。

美國人雖然大量攝取動物性食物，但是受到的不良影響卻不如日本人嚴重，推測就是因爲吃了肥沃土地上種植出來的蔬菜，因而某種程度的中和了傾向酸性的身體達到pH平衡。

以前的美國人和日本人體格有明顯的差異。但現在的日本人，體格已經比過去大了許多。我的看法是，應該是飲食歐美化所帶來的結果。隨著大量使用肉類、牛奶、乳酪、牛油等食材的飲食文化流入日本，日本人的飲食生活和體型也都跟著明顯改變。

但是有一項是即使想要改變，也改變不了的，那就是「土壤」，土壤的肥沃度是無法模仿的。

土壤的性質由棲息其中的微生物和小動物的數量來決定。火山灰土地較多的日本，能作爲土壤生物食餌的物質當然較少。

與歐美人同樣食用肉類，但是蔬菜中的營養價值僅及歐美的五分之一，會產生什麼樣的結果？答案是維生素和礦物質將會明顯不足。日本人受到肉食的影響較大，推測原因之一就出在蔬菜的「質」不同。

日本的土壤原本就不算肥沃。不過，古時候的日本人以本地所生產的穀物、蔬菜，以及近海所捕獲的魚類、海藻等爲主的飲食生活，仍能充分取得均衡的營養。

我認爲這就是自然的平衡力量。

# 使用農藥的作物沒有生命能量

自然界中的一切都相互影響，保持著微妙的平衡。**有些人類眼中沒有用的東西，對自然界而言卻是不可缺少的**。

種植農作物時，有人爲了防止蟲害而使用農藥。其實蟲害這個說法，不過是人類爲自己找的藉口，自然界並不存在有害的蟲類。

人類不希望農作物長蟲，但**事實上，不論害蟲或益蟲，只要有蟲在農作物上，就能增加一種營養素**。這種營養素就是「甲殼素」。

提到甲殼素，大家都知道主要含於蝦、蟹的殼中，其實包覆昆蟲身體的硬組織也是由甲殼素構成的。昆蟲停留在農作物等植物的葉子上時，葉子會釋放出「幾丁質酶」「幾丁聚醣」等酵素，從昆蟲足部或身體吸收可能僅有數億分之一公克的非常微量的甲殼素，變成植物本身的營養。

像這樣，植物從昆蟲身上取得營養素，動物食用此植物後，營養素對於維持動物的生命有很大的幫助。

但是這種營養鏈已經被農藥切斷了。蔬菜吸收的不再是甲殼素，而是防蟲用的農藥，人類食用蔬菜後，可能危害健康。

農藥是一大問題；**土壤生物原是農作物的能量根源，但是農藥扼殺了這些土壤生物的生命**。定期噴灑農藥的農地，蚯蚓等蟲類和土壤細菌都無法生存。這種失去生命能量的貧瘠土地無法種植作物，於是在土地上使用化學肥料。作物雖然靠化學藥品的力量而得以生長，但是產品只有形狀而沒有能量。農作物所含的營養素年年減少就是這個緣故。

不過，現在農作物所受到的人爲損害，還不只於此。

除了農藥之外，第二個問題是「水」。栽培植物需要大量的水；農業用水雖不像生活用水般使用大量的氯來消毒，但是受到農藥、河川汙染、生活排水等的影響，含有各種汙染物質。

已知進入人體的毒素，可以藉由飲用好水相當程度的排出體外。這與植物的機制相同。但是，原本具有淨化毒素作用的水，本身也受到汙染，就只會增加植物中毒素的累積。

第三個問題是溫室栽培。這種栽培方式是藉由人爲手段控制溫度、降低天災、減少蟲害，同時提高產量所發展出來的農作法，但是很少人知道，搭建溫室所使用的塑膠布有遮斷陽光的缺點。

植物無法像動物那樣四處走動，因此會接收到比較多的紫外線。紫外線會迫使動植物接受更爲強烈的自由基，並促進氧化，植物爲了保護自己，體內能製造出大量的抗氧化物質。這些抗氧化物質包括維生素A、C、E等維生素類，以及類黃酮、異黃酮素、兒茶素等多酚。

這種抗氧化物質是植物接受紫外線時製造出來的。也就是說，如果塑膠布等遮斷了太陽光線，照射在植物上的紫外線減少，結果，維生素或多酚等抗氧化物質的含量也會隨之減少。

今日的農業以美觀爲優先考量，而非農作物的營養成分。在大自然中生長的蔬菜，可能有蟲咬過的痕跡或形狀大小不一的狀況，外觀確實不佳。但是這種蔬菜才眞正具有「能量」。

日本的南瓜相當柔軟，用力捏時似乎手指可以插入，美國露天種植的產品則非常堅硬，用菜刀也很難切開。

**我們需要從食物中獲得能量，如果食物本身就沒有能量，那麼不論吃多少對健康也無益。**人類吃不到在自然環境中栽培的食物，當然也無法在自然界中強韌而健康的生活。

維護我們健康的，是每天飲食的食物。如何選擇食物，可以決定我們的健康狀態。

現今仍有很多農家使用農藥或化學肥料，但另一方面，採無農藥或有機栽培法的人也日漸增多。後者的價格確實比一般產品要高，我把這高出的部分稱爲「**生命的價格**」。

有生命才能維護生命。在具有生命能量的土地上才能夠栽培出帶有生命能量的作物。如果土壤細菌健全，蔬菜、水果、穀物都能健康的成長。健康的食

**維護我們健康的，是每天飲食的食物。如何選擇食物，可以決定我們的健康狀態。**

物進入人體，才能使我們腸子裡的腸內細菌健全。

比起受農藥汙染的作物，我認爲基因重組作物還比較安全。所謂基因重組作物，是指人類重新組合作物的基因，也就是依人類的期望，所栽培產出的先天不易遭受蟲害或果實較多的農作物。

以這種方式栽培的作物，優點是先天不容易受到蟲害，因此無需使用農藥。不過大多數人對基因食品的排斥似乎超過了農藥問題。

但如果問我選擇哪一種，我會選擇未使用農藥的基因重組作物。因爲農藥的危險性要大得多。

## 「愛」能活化免疫力

「人活著不是單靠食物」，是基督教的教義，我從許多病人身上體會到，這也是自然眞理之一。

患病的人有了一個目標時，疾病奇蹟復原的情形，在實際生活中確實見過。爲癌症所苦的病人，因爲某個契機而產生感謝之心後，疾病逐漸痊癒的例子，放眼世界也經常可見。

不論什麼人，都有無限的潛力，這種潛力一旦啓發，體內的酵素就會活化，產生的能量可將人從絕望的深淵解救出來。

相反的，不論多麼健康的身體，如果一個人寂寞生活，而且每天思考的都是負面和不幸的事情，酵素就會漸漸失去力量。

因此我認爲治療癌症並不是太困難的事。病人抱著自己能夠治癒的堅定信心，而且打心底愛著某個人，我認爲這樣的人一定能克服疾病。

心裡強烈的希望自己看到喜愛的孫子畢業、結婚、生子，他就眞的能夠活到那個時候。**強烈的動機常能開啓人類無限的潛力。**

要治癒疾病，並非單純的切除病灶，或投與藥物即可。而應該**賦予病人動機，讓病人由衷的感到快樂。**

因此，我認爲**好的醫生是能夠給病人這種動機的醫師**。我也希望自己能夠成爲這樣的醫師。

那麼，最強烈的動機是什麼呢？

我認爲那就是**「愛」**。

愛有各種型態，如男女的愛、親子的愛、朋友的愛，不論對象是誰，由衷的愛一個人，都可以產生動機或帶來健康、快樂。

**要變得健康，愛別人的心絕對不可少**。單獨一個人是無法獲得幸福的。幸福的人生從親人的愛開始，與深愛的伴侶、友人相處，以至於產生新的生命，這些都充滿了「愛」。這也是從接受愛、相互分享愛，到付出愛的「愛的進化」過程。

**由血液檢查中發現，當人感受到眞正的幸福時，能活化免疫機能**。提高免疫機能的是奇妙酵素，因此也可以說感到幸福的人，體內儲存著充分的奇妙酵素。

而且，覺得幸福時，神經系統中的副交感神經處於優勢，因此壓力減低。

壓力降低可抑制自由基，腸內益菌便占了多數。腸內細菌改善後，這種好的狀態會經由副交感神經將訊息傳達至腦部的下視丘，接受此資訊的大腦皮質會讓人再次體會到充實的幸福感受。

也就是說，以眞正感覺幸福爲動機，形成了**「感覺到幸福→副交感神經占優勢→壓力減輕→腸內平衡改善→副交感神經占優勢→傳達至下視丘→心中充滿了幸福感」的幸福循環**。

人類的身體，不論免疫系統、荷爾蒙系統或神經系統，不可能單獨發揮作用。所有系統相互影響，一旦形成良性循環，整個身體就會往好的方向轉變。

這種幸福的循環開啓後，腸內細菌在良好的環境下活化，大量製造出奇妙酵素。受到大量奇妙酵素的刺激，整個身體的細胞都會活性化。**因爲愛別人而感覺幸福的人，自癒力也隨之提高，就是這種幸福的循環產生大量自由基所發揮的作用**。

愛某個人，是人類「生命劇本」非常重要的項目之一，希望大家充分理解這一點。

## 健康祕訣全寫在「生命劇本」裡

由個別器官來看身體，可能會忽略掉重要的東西，同樣的，僅由肉體來看人類，也會出現錯誤。人類的精神與肉體是不能分割的。

受到工作等精神的壓力時，身體形成交感神經處於優勢狀態，相反的，心中充滿幸福感時，則形成副交感神經占優勢。晚上，身體在睡眠的過程中恢復體力，就是因爲入睡時身體轉換成副交感神經占優勢。

每天精神壓力強大的人，加上不利健康的飲食，將使身體的平衡加速惡化。引發疾病的原因不止一個，而是所有因素相互影響。精神、肉體、環境等因素互相結合，造成「惡性循環」時，就會引發疾病。

不良的飲食會在體內產生大量的自由基，憎恨、妒嫉等負面的情感同樣會製造出大量自由基。

因此，要健康的生存，不僅應養成良好的飲食和生活習慣，精神上保持平和、穩定也很重要。

同樣罹患癌症的人，有些人因爲癌細胞極爲活潑、惡化快速，很短的時間內就被奪走生命，有些人則惡化緩慢，病情穩定。我認爲這種差異主要在於病人，亦即「宿主」的體力不同。

癌細胞的轉移、復發，也都是因爲宿主的體力降低所致。

這裡所謂的**體力是什麼？我認爲就是一個人所擁有的奇妙酵素的量**。

宿主若擁有相當程度的奇妙酵素，身體即使出現癌症，也不致於太惡性。相反的，如果奇妙酵素的量不足，癌細胞的性質很快就會變得非常凶惡。而且，一直保有大量奇妙酵素的人，根本就不會出現癌症等疾病。

從浩瀚的宇宙來看，我們人類如病毒般微小。由宇宙的生命來看，人類的一生也如瞬間般短暫。

**要健康的生存，不僅應養成良好的飲食和生活習慣，精神上保持平和、穩定也很重要。**

正因爲短暫，所以我們更要盡可能長久、盡可能有活力的活下去。當然我希望更多的人都能過著不生病的生活。我不斷呼籲人們保持年輕、健康的生活，多學習、多培養興趣，目的就在於此。

人類的生命非常微小，因此要更加珍惜、重視生命。只爲了追求美味、快樂、輕鬆，而輕易斷送貴重而短暫的生涯，不覺得可惜嗎？

**短暫的人生不要爲疾病所苦！**

**健康生活的方法，都以「生命劇本」的形式寫在我們每個人的生命中。**首先，要傾聽自己身體的聲音。聽不到這個聲音時，就向大自然學習。仔細觀察自然法則，就可以知道我們現在需要什麼。

謙虛的接受自然法則，將我們的身體交給「生命劇本」，之後，奇妙酵素就會協助我們度過長久而幸福的人生。

維持健康並非人生的目的，但卻是爲了使人生豐富，所不可缺少的項目之一。最重要的是，運用健康的身體，如我們所願的度過人生。

即使活到一百二十歲，我認爲還是很短暫。因爲，我在這一生中想做的事情太多了。如果體內不能長保充足的能量，這一切都無法實現。

人生短暫。我祈禱有更多的人能夠獲得美好的人生。

# 〈後記〉讓逐漸衰敗的身體甦醒再生

本書於二〇〇五年七月問世，那年的三月我度過了七十歲生日。由於偶爾會與同期同學聚會，因此對每個人的狀況相當了解。有些人已老態龍鍾，但也有人活力十足。這種差異就是「飲食習慣」「生活習慣」「飲水」「睡眠」「生活環境」以及「動機」等因素造成的。**身體是不會騙人的。一個人走過什麼樣的人生，都會表現在他的身體上。**

所有的生物從出生的瞬間，即開始步向死亡。任何生命最後必然死亡，這是自然法則。

儘管人生不免一死，卻可以改變走向死亡的速度。

人若是遭受強大肉體、精神壓力，可能短短四十年就走完人生旅程。反之，若能珍惜自己的身體和精神，與伴侶或友人一起欣賞人生道路的沿途風光，也可以悠然度過百年人生。

選擇哪一條道路，是個人的自由。但是不論哪一種，最後終點卻是相同的。既然如此，何不慢慢的快樂享受人生？

就拿一根釘子來說，它會逐漸生鏽、剝落、斷裂，這種物質逐漸衰敗、毀滅的過程稱爲「能趨疲」。

能趨疲的速度依環境不同，有很大的差異。在空氣中含鹽分較高的沿海地區，釘子容易生鏽，但即使在這種地方，如果定期以塗料或油脂保養，就可以長時間抑制鏽蝕的發生。這種抑制能趨疲的速度，使衰退、毀滅的過程轉向修復、再生、復甦的過程，就稱爲「甦醒再生」。

所有的生命都有「死亡」的宿命。自然法則中除了能趨疲之外，也賦與生命甦醒再生的機能。生物產下新的生命，也可以視爲甦醒再生的一部分。以動物爲例，母親的卵子與父親的精子結合，孕育出新的生命；植物方面，即使母幹枯朽，它的種籽和旁生的樹根也會冒出新芽；鮭魚等魚類，以自己的生命作交換，誕下新的生命。這些都可說是從能趨疲轉換爲甦醒再生。所以，能趨疲和甦醒再生都是自然的法則。

我們人類的身體每天以新陳代謝的方式再生。即使罹患疾病，自癒力也會發揮作用。這些也都是我們所具備的甦醒再生機能。

不過，要使甦醒再生發揮功能，必須依循自然法則來生活。這就是本書所介紹的「好的飲食」「好的生活習慣」。

人類還有一個能讓能趨疲轉向甦醒再生的力量，即「精神力」。

本書中反覆說明「動機」與「快樂」在健康生活中扮演著重要的角色，就是爲了使大家深刻認識精神對肉體的影響。

現在依器官分類的醫學，很容易忽略動機等精神對身體的影響力。但是，人要保持年輕，健康的生活，絕不可欠缺動機。

**男女演員、政治家、企業家等衆所矚目的人，通常看起來比同年齡的人年輕、耀眼**。這是因爲「自己受到注目」的意識，激發了他們的動機。

一般的上班族也是一樣。過去辛勤工作的人，一旦退休，很快衰老或罹患疾病的例子經常可見。最大的原因就是「動機降低」。以前越是認眞工作的人，這種動機的下降或消失也越明顯。最近，中高年男性自殺者增加，即充分顯示了這樣的傾向。

**你讀了這本書之後，如果決定「不再吃生鏽的食物」「不再食用乳製品」「開始飲用好水」「每天抱持感謝和愉快的心情生活」，從這一瞬間開始，你的肉體就可以從能趨疲轉變爲甦醒再生。**

當然，單是思考還不夠，還必須化爲行動使動機更爲堅定。不論腦子裡如何思考「吃好的食物」「喝好的水」「戒除菸酒」，若不付諸行動，「下了決心卻無法做到」的罪惡感或挫折感，反而會阻礙動機或破壞愉快的心情。

最重要的是**了解正確的事，然後確實實踐**。如果得到正確的知識，卻不付諸行動，完全沒有意義。

一九九六年，日本將過去稱爲「成人病」的疾病改稱爲「生活習慣病」。但是我一有機會就強調：「這不是生活習慣病，而是自我管理缺失症。」這些人由於未得到正確的知識而導致疾病，社會與醫師要負相當大的責任。

我之所以用「自我管理缺失症」這個名稱，是希望大家認識到，如果自己確實管理，這些疾病都可以防範於未然。

上面提到，未能獲得正確的知識，是社會與醫師的責任，但在過去，這也是無可奈何的事。我認識的醫師中，就有不少人罹患癌症或糖尿病等。數十年前，我曾看到一本雜誌報導，美國醫師的平均年齡僅五十八歲。

也就是說，連原本是疾病專家的醫師，也未得到充分而且正確的知識。

這本書的內容是我過去從三十多萬個臨床病例學習到的「正確的事」。不過只閱讀此書並不能使身體健康。能夠讓你健康的，是你自己每天的行動，而且要不間斷的持續。

好的習慣不間斷的持續，不論多麼小的習慣，都能產生極大的力量。

**開始好的習慣永遠不遲**。

人類身體的細胞依部位而有差異，整體而言，大約一百二十天左右會完全更新。因此我指導初次嘗試「新谷飲食健康法」的人，會建議他們**至少堅持實踐四個月**。

生命原本就具備甦醒再生的機制，如果持續實踐能夠支援這種機制的生活，經過四個月，**身體就會出現明顯變化**。

吃好的食物、養成好的生活習慣、喝好的水、充分休養、適度運動、提高動機，亦即生活在幸福之中，最高興的是你自己的身體。因爲，不論你如何過著不健康的生活，身體總是每天努力維護著你的健康。

如果有更多的人讀了這本書，然後將知識轉移到行動上，實際體會身體明顯的變化，身爲醫師的我將感到無上喜悅。

Eurasian Publishing Group
圓神出版事業機構
用心與你對話．視野無限寬廣
如何出版社
Solutions Publishing

www.booklife.com.tw reader@mail.eurasian.com.tw

Happy Body 196

# 【全球暢銷360萬本慶功版】不生病的生活

## ——新谷飲食法，全美首席胃腸科醫師的健康祕訣

作　　者／新谷弘實
譯　　者／劉滌昭
發 行 人／簡志忠
出 版 者／如何出版社有限公司
地　　址／臺北市南京東路四段50號6樓之1
電　　話／（02）2579-6600．2579-8800．2570-3939
傳　　真／（02）2579-0338．2577-3220．2570-3636
副 社 長／陳秋月
副總編輯／賴良珠
責任編輯／張雅慧
校　　對／張雅慧．柳怡如
美術編輯／蔡惠如
行銷企畫／陳禹伶．朱智琳
印務統籌／劉鳳剛．高榮祥
監　　印／高榮祥
排　　版／杜易蓉
經 銷 商／叩應股份有限公司
郵撥帳號／18707239
法律顧問／圓神出版事業機構法律顧問　蕭雄淋律師
印　　刷／祥峰印刷廠
2023年6月　二版



定價230元　ISBN 978-986-136-661-6

泌尿科權威、性教育專家寫給眾人一生健康幸福的書！
女孩在青春期會開始來月經，男孩則會開始射精。
男性生殖器就像武士的刀一樣，是男人的靈魂，
性能量則象徵了生命力，
兩者均關乎一生，需要充分認識、認真對待。

——《射精道》



國家圖書館出版品預行編目資料

【全球暢銷 360 萬本慶功版】不生病的生活：新谷飲食法，全美首席胃腸科醫師的健康祕訣／新谷弘實 著；劉滌昭 譯.
-- 初版 -- 臺北市：如何出版社有限公司，2023.06
224 面；14.8×20.8 公分 --（Happy Body；196）
ISBN 978-986-136-661-6（平裝）

1.CST：健康飲食　2.CST：酵素　3.CST：腸道微生物

411.3　　112005887